主编
张杰

胸腺肿瘤病理学
诊断图谱

上海科学技术出版社

图书在版编目（CIP）数据

胸腺肿瘤病理学诊断图谱 / 张杰主编 .
—上海：上海科学技术出版社，2016.6
ISBN 978-7-5478-3037-6

Ⅰ. ①胸… Ⅱ. ①张… Ⅲ. ①胸腺 - 肿瘤 - 病理学 -
诊断学 - 图谱 Ⅳ. ① R736.304-64

中国版本图书馆 CIP 数据核字（2016）第 065596 号

- -

胸腺肿瘤病理学诊断图谱

主编　张杰

- -

上海世纪出版股份有限公司
　　　　　　　　　　　　　　　出版
上 海 科 学 技 术 出 版 社

（上海钦州南路 71 号　邮政编码 200235）

上海世纪出版股份有限公司发行中心发行

200001　上海福建中路 193 号　www.ewen.co

浙江新华印刷技术有限公司印刷

开本 787×1092　1/16　印张 12.25　插页 4　字数 260 千字

2016 年 6 月第 1 版　2016 年 6 月第 1 次印刷

ISBN 978-7-5478-3037-6/R · 1113

定价：198.00 元

内容提要

　　本书重点描述了各种常见类型胸腺瘤和胸腺癌的临床特征、病理学大体标本特征、组织病理学特点及鉴别诊断要点，并对易引起混淆的胸腺肿瘤进行了重点阐释和点评。同时还对各种少见类型的胸腺肿瘤及常见的胸腺良性病变做了详细描述。最后介绍了胸腺肿瘤病理诊断应注意的若干问题，并介绍了 9 例相对疑难、少见的病例。全书采用了 2015 年 WHO 胸腺肿瘤的分类标准，文字简练，并提供了大量珍贵的大体手术标本图片和组织学图片，是临床病理科医师、胸外科医师及病理学研究生参考学习的好帮手。

主编简介

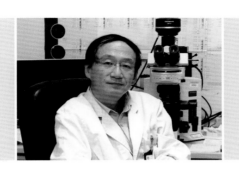

张 杰

上海交通大学附属胸科医院病理科主任
主任医师
硕士研究生导师

1985 年起从事临床病理诊断工作。目前担任中华医学会病理学分会胸部病理学组副组长，《中华病理学杂志》编委，中国医师协会病理科医师分会委员，中国抗癌协会病理学委员会委员，国家卫生和计划生育委员会病理质控中心分子病理质控组委员，中国病理工作者委员会常委，上海市医学会病理专科委员会委员，上海市临床病理质控委员会委员，上海市抗癌协会病理学分会常委，上海市医疗事故鉴定专家库成员等。先后发表各类学术论文 70 余篇。

参编人员

主 编

张 杰

编 者

（按姓氏笔画排序）

王 征（北京医院病理科）

朱 蕾（上海交通大学附属胸科医院病理科）

李晟磊（郑州大学第一附属医院病理科）

邵晋晨（上海交通大学附属胸科医院病理科）

余科科（上海交通大学附属胸科医院病理科）

张 杰（上海交通大学附属胸科医院病理科）

陈群慧（上海交通大学附属胸科医院放射科）

高 杰（解放军总医院病理科）

韩昱晨（中国医科大学第一附属医院病理科）

学术秘书

朱 蕾 余科科

序

　　胸腺上皮性肿瘤是人体相对少见的肿瘤，但其组织病理学分类复杂，给临床诊治带来巨大的挑战。为此，不同类型胸腺肿瘤临床病理特征的鉴别，已经成为广大临床病理学以及胸外科同行始终关注、亟待探索的重要科学命题。

　　上海市胸科医院创建于 1957 年，历经近一个甲子的医学积累和学科建设，已经在胸腺肿瘤的诊治领域积累了丰富的临床经验，每年诊治来自全国各地胸腺肿瘤患者近千例。作为华东地区乃至全国最大的胸腺肿瘤诊断和治疗中心之一，"胸科人"应担负起引领这一领域诊治技术的骨干作用。

　　我院病理科张杰教授主持编写的《胸腺肿瘤病理学诊断图谱》，是我国首部关于胸腺肿瘤临床病理诊断的专著，也是张杰教授长期经验沉淀和研究积累的成果。本书根据世界卫生组织（WHO）制定的胸腺肿瘤分类标准，紧密结合我院临床实践，系统而又详实地介绍了各种类型胸腺上皮性肿瘤的病理诊断特点和鉴别诊断要点。全书为读者展示了 300 余幅珍贵的病理学图片，种类涵盖胸腺肿瘤的不同类型，具有极强的实用性和临床诊断参考价值。相信本书的出版不仅为提高我国的胸腺肿瘤临床病理水平发挥积极的作用，也将进一步丰富我国病理学科的内涵，从而推动这一领域的临床治疗和基础研究向前迈进。

　　我备感欣慰。我院乃至我国有一大批像张杰教授那样，既专注于临床实践，又潜心于研究发现，孜孜不倦地在胸部疾患诊治领域呕心沥血的专家，他们敬业务实的专业精神令我感动并引以为傲。是为序。衷心希望医学界同仁更好地把握这项技术的脉搏，执着于对医学的不懈追求，共同携手为我国医疗卫生事业的繁荣昌盛再立新功。

上海市胸科医院
上海交通大学附属胸科医院

院长 **潘常青**

2016 年 4 月

前　言

　　胸腺肿瘤与全身其他器官发生的各类肿瘤相比，无疑算是少见肿瘤。但近年来随着 CT 检查普及率的提高，胸腺肿瘤的检出率也在不断上升。目前，世界各国基本上采用 WHO 的胸腺肿瘤分类。这一分类的优点是有独立的预后价值，其缺点是由于胸腺肿瘤发病率相对低，对一些组织结构比较复杂的胸腺肿瘤，一些病理科医师缺乏诊断经验，会在不同程度上感到诊断困难，导致诊断一致性相对较低。2010 年，本人经我院（上海交通大学附属胸科医院）著名胸腺肿瘤外科专家方文涛教授（现任 ITMIG 执行委员）推荐，受 Alexander Marx 教授之邀赴德国海得堡大学曼海姆医学中心学习和交流胸腺肿瘤病理诊断经验。Marx 教授是 WHO 首席胸腺肿瘤病理学家，也是当今最著名的胸腺肿瘤病理学专家。

　　通过向 Marx 教授学习和与之交流，我对 WHO 胸腺肿瘤病理诊断分类的标准及内容有了比较深刻的理解和认识，因此在德国学习期间我就产生了编写胸腺肿瘤病理诊断图谱的想法，以方便国内病理同仁掌握和理解 WHO 胸腺肿瘤病理诊断的分类标准，希望对临床病理诊断及鉴别诊断工作有所帮助。上海交通大学附属胸科医院在胸腺肿瘤的诊断和治疗方面有着悠久的历史，有比较丰富的病例资源（2015 年手术切除各类胸腺肿瘤标本达 380 余例），为我们编写本书提供了比较雄厚的基础。我们邀请了国内一些有志于此并有兴趣于此项工作的中青年病理学专家一道完成编写工作。经过近 6 年的收集病例资料、拍摄各类病理学图片、反复研究讨论等，在全体编写者的共同努力下，终于完成此书的编写工作。

胸腺肿瘤是有着明显器官样特征的肿瘤，其各亚型在大体标本上和显微镜下也有着明显的组织学特点，病理诊断医师只要掌握胸腺肿瘤的这些形态学特征和特点，绝大多数胸腺肿瘤的病理诊断应不会困难。本书第一章介绍了正常胸腺组织形态学及免疫组化特征。第二章和第三章是本书的重点，主要介绍了各类常见类型胸腺肿瘤和一些相对少见类型胸腺肿瘤的临床特征、病理学特征和鉴别诊断要点，提供了大体标本图片和组织学图片，对易引起混淆的胸腺肿瘤进行了重点阐释和点评，主要是希望能对缺乏胸腺肿瘤诊断经验的基层医院病理科医师有所帮助。第四章和第五章讲述了各种类型胸腺癌的病理学诊断要点。第六章介绍了常见胸腺良性病变。第七章介绍了胸腺肿瘤诊断中应注意的若干问题。第八章选择了9例相对疑难或少见的病例，适用于对胸腺肿瘤有兴趣的读者共同探讨。

尽管在编写中我们力求完美，但由于编者的经验有限和医学知识不断更新，书中的疏漏在所难免，诚盼广大读者指正。

张　杰
2016 年 1 月

目 录

第一章

绪论

第一节
正常胸腺解剖及组织学

张杰

一、胸腺解剖位置

胸腺是一个淋巴上皮性器官。位于胸腔前纵隔上部、胸骨柄后方，呈锥体形的两叶器官，两叶借结缔组织相连。胸腺上端达胸腔上口，有时突入颈根部，下端至心包的上部，前面大部被肺和胸膜所掩盖，后面贴于心包和大血管的前面。胸腺在胎儿末期开始发育，至青春期达到顶点，重 25~40 g（图 1-1-1）。此后胸腺随着年龄的增长逐渐萎缩（图 1-1-2），并逐步被脂肪组织所代替。

二、胚胎及组织学

• 胸腺胚胎发生　胸腺源于胚胎早期第 3 对咽囊的内胚层及其相对应的鳃沟外胚层。内胚层细胞分化形成胸腺皮质上皮细胞，外胚层细胞分化形成被膜下上皮和髓质上皮细胞。原始的胸腺基质分泌多种激素和趋化因子，吸引淋巴细胞迁入胸腺并分布于上皮之间。

• 正常胸腺组织学　正常胸腺表面被覆薄层结缔组织，其伸入胸腺实质内将胸腺分成许多小叶（图 1-1-3）。每一个小叶由皮质和髓质构成（图 1-1-4）。胸腺皮质上皮细胞相对分散，相互间呈网状连接形成支架。网状间隙内充满了大量未成熟的 T 淋巴细胞（胸腺细胞），故在 HE 染色的切片上染色较深（图 1-1-5）。皮质上皮细胞因被周围密集淋巴细胞掩盖，常表现为散在卵圆形"裸"核（核空泡状），但核仁不明显。胸腺髓质上皮细胞相对较多，呈球形或多边形，胞体较大。髓质淋巴细胞相对少，故染色较淡。髓质可见有胸腺小体（Hassall 小体）散在分布，是胸腺髓质的重要特征（图 1-1-6）。胸腺小体是上皮细胞呈同心圆包绕排列而成，小体中心细胞核逐渐消失形成角化（图 1-1-7）。胸腺内还有一些散在分布的巨噬细胞、类肌细胞（Desmin 阳性）、造血细胞、树突细胞等（图 1-1-8）。

三、正常胸腺组织免疫组化表现

• 胸腺上皮成分　胸腺上皮细胞表达 PanCK（AE1/AE3），并且能很好地显示上皮细胞的网状结构（图 1-1-9、图 1-1-10）。胸腺小体表达 EMA（图 1-1-11）。胸腺皮质上皮细胞可表达 cathepsinV、PRSS16 和 Beta5t，胸腺髓质上皮细胞可表达 Claudin-4

和CD40（图1-1-12、图1-1-13）。

•胸腺淋巴组织　皮质淋巴细胞（胸腺细胞）是不成熟的T细胞（图1-1-14、图1-1-15），表达CD1a、CD99、TDT，Ki67

表达指数较高。其发育成熟后迁到髓质内，髓质胸腺细胞表达CD3（图1-1-16），而不表达CD1a、CD99、TDT。髓质内还有一定量的表达CD20的B细胞。

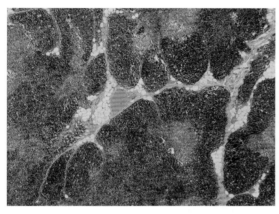

图1-1-1·15岁男性胸腺组织，皮质和髓质分布大致相等

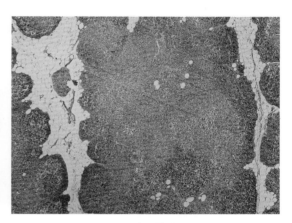

图1-1-2·46岁男性胸腺组织，皮质有明显萎缩

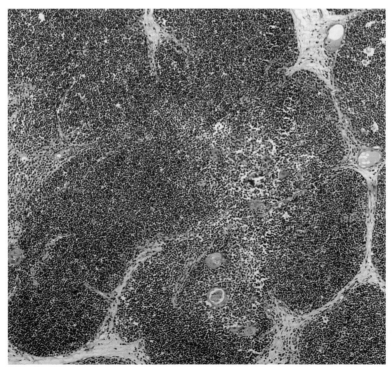

图1-1-3·正常胸腺组织，胸腺由多个小叶组成，每一个小叶由皮质和髓质构成

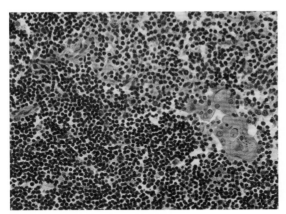

图 1-1-4 · 正常胸腺皮质（左下区）与
髓质（右上区）交界区

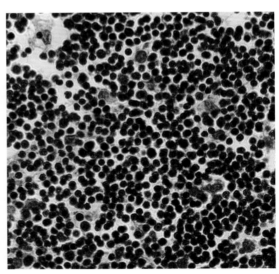

图 1-1-5 · 胸腺皮质上皮细胞散在分布，相互间网状连接，
间隙内充满了未成熟 T 淋巴细胞

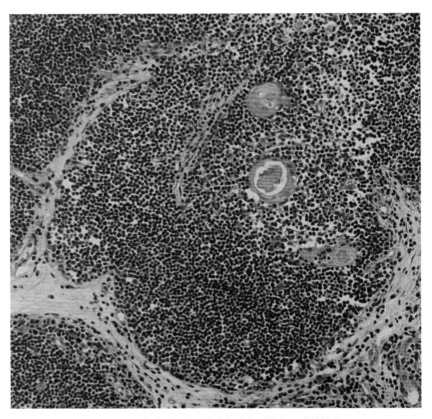

图 1-1-6 · 胸腺髓质，髓质上皮细胞相对较多，胞体较大，
淋巴细胞相对少，可见有胸腺小体

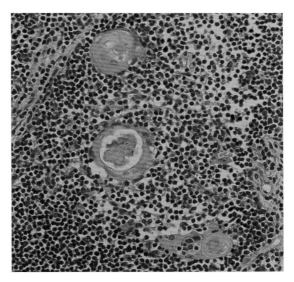

图 1-1-7
胸腺小体是上皮细胞呈同心圆包绕排列而成，
小体中心细胞核逐渐消失形成角化

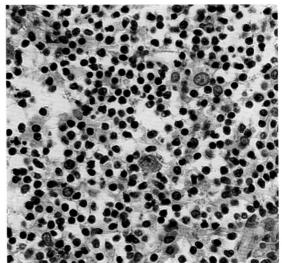

图 1-1-8
胸腺髓质区上皮细胞

图 1-1-9
胸腺皮质免疫组化 CK 染色示上皮细胞散在分布，
相互间网状连接

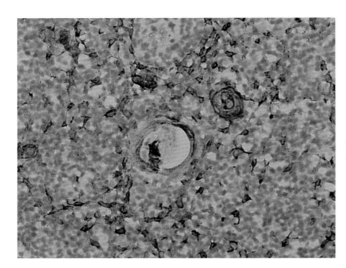

图 1-1-10
胸腺髓质免疫组化 CK 染色示髓质上皮细胞和
胸腺小体

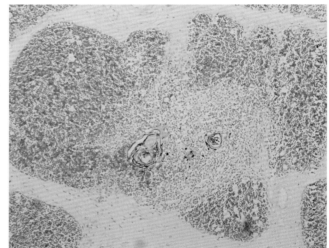

图 1-1-11
免疫组化 EMA 染色示胸腺髓质的胸腺小体呈
阳性

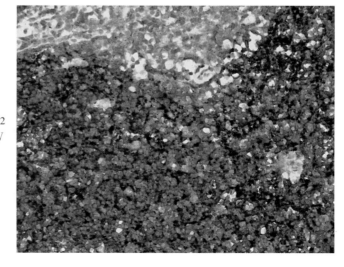

图 1-1-12
胸腺皮质表达 cathepsin V

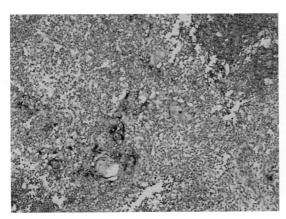

图 1-1-13 · 胸腺髓质表达 Claudin-4

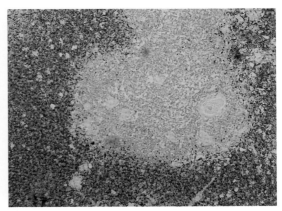

图 1-1-14 · 免疫组化 TDT 染色示胸腺皮质有大量
未成熟 T 淋巴细胞（胸腺细胞）

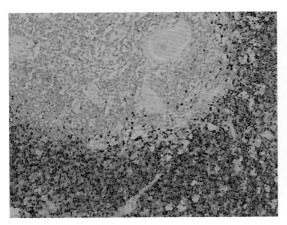

图 1-1-15 · 为图 1-1-10 的放大图。未成熟 T 淋巴细胞
（胸腺细胞）主要分布在皮质，髓质几乎没有

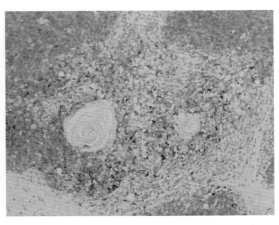

图 1-1-16 · 胸腺髓质有较多 CD3 阳性的 T 淋巴细胞

第二节
WHO 胸腺肿瘤分类

张杰

一、胸腺肿瘤定义

胸腺肿瘤有广义和狭义之说，广义的胸腺肿瘤应包括：①胸腺上皮性肿瘤（胸腺瘤/胸腺癌）；②胸腺生殖细胞肿瘤；③胸腺淋巴造血源性肿瘤；④胸腺间叶来源肿瘤。

狭义的胸腺肿瘤是指：来源于胸腺上皮或向胸腺上皮分化的肿瘤，包括胸腺瘤和胸腺癌（本节主要论述狭义的胸腺肿瘤）。

胸腺瘤是指起源于胸腺上皮或显示向胸腺上皮细胞分化的肿瘤，其具有一些胸腺器官样特征并伴有不同数量的反应性淋巴细胞，其中器官样特征包括髓质岛、血管周围间隙和不成熟 T 淋巴细胞等。

胸腺癌是恶性胸腺上皮肿瘤，肿瘤细胞常有显著异型性并伴有侵袭性，其绝大多数缺乏胸腺器官样特征。

二、胸腺肿瘤分类史简述

1980 年以前胸腺瘤病理组织学分类主要采用 Bernatz 分类，这一分类系统主要是依据肿瘤细胞形态特征进行描述性分类。将胸腺上皮性肿瘤分为：梭形细胞为主型、淋巴细胞为主型、上皮细胞和淋巴细胞混合型。这一分类的优点是病理医师掌握相对容易，缺点是该分类与预后相关性不确定。20 世纪 80 年代中期，德国病理学家 Muller-Hermelink 依据胸腺肿瘤与胸腺皮质和髓质的相似程度（即皮质区与髓质区的组织形态相似性和免疫组化表达相似程度），提出组织起源性和功能性分类（Muller-Hermelink 分类）。1999 年世界卫生组织（WHO）采纳了 Muller-Hermelink 分类并做了适当修订，将每种胸腺上皮性肿瘤分别定义为有独特组织学形态的类型，分别为 A、AB、B1、B2、B3 胸腺瘤（包括一些罕见胸腺瘤）和胸腺癌，而后在全世界推广。2002 年 Muller-Hermelink 等分析了由上海市胸科医院陈岗教授提供的备有完整临床预后资料的 200 例各类型胸腺上皮性肿瘤，进一步证实该分类有较强的临床预后价值，使该分类得以在 2004 版和 2015 版 WHO 胸腺肿瘤分类继续应用，目前已经得到世界各国众多病理学者的认可。

三、WHO 胸腺肿瘤分类组织学要点

（1）依据肿瘤上皮细胞形态分为 A 型

胸腺瘤（肿瘤细胞为梭形或短梭形，细胞形态温和一致，图 1-2-1）和 B 型胸腺瘤（肿瘤细胞以圆形或多边形为主，图 1-2-2）。

（2）B 型胸腺瘤再依据肿瘤性上皮细胞和未成熟 T 淋巴细胞各自所占比例的多少进一步分为 B1、B2 和 B3 三个亚型（图 1-2-3~ 图 1-2-5）。

（3）将由 A 型胸腺瘤样成分和 B 型胸腺瘤样成分共存而构成的胸腺瘤定为 AB 型胸腺瘤（图 1-2-6）。

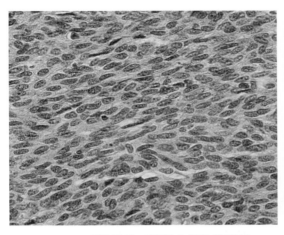

图 1-2-1·A 型胸腺瘤。瘤细胞为梭形或短梭形

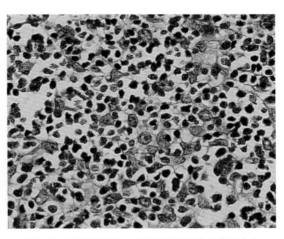

图 1-2-2·B 型胸腺瘤。瘤细胞以圆形或多边形为主

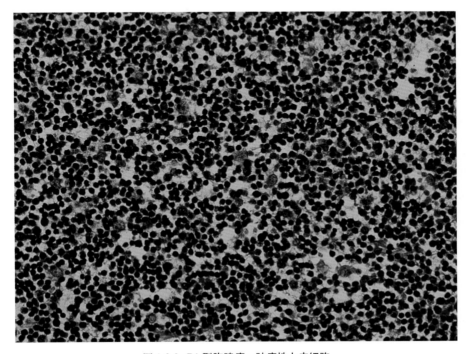

图 1-2-3·B1 型胸腺瘤。肿瘤性上皮细胞
埋藏于大量未成熟 T 淋巴细胞之中

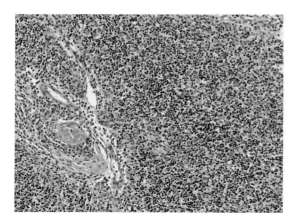

图 1-2-4 · B2 型胸腺瘤。肿瘤性上皮细胞和
未成熟 T 淋巴细胞数量相近

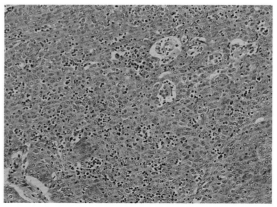

图 1-2-5 · B3 型胸腺瘤。肿瘤性上皮细胞
明显多于未成熟 T 淋巴细胞

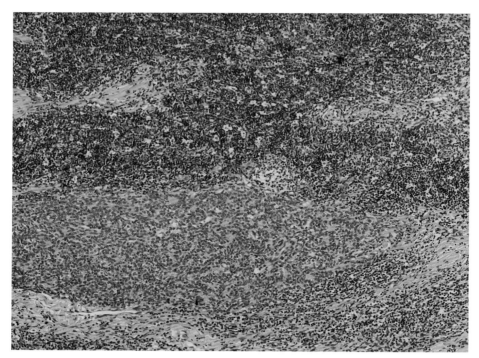

图 1-2-6 · AB 型胸腺瘤。由 A 型胸腺瘤样成分和
B 型胸腺瘤样成分共存而构成

第三节
胸腺肿瘤临床及影像学特征

陈群慧　张杰

一、胸腺肿瘤临床特征

上海市胸科医院 303 例手术切除的胸腺瘤分析显示：患者年龄 7~76 岁（平均49.5 岁），高发年龄 40~60 岁；男女比例为149:154，女性略占优；约 1/2 患者经 X 线体检发现；约 1/3 患者可有胸痛、咳嗽症状；约 1/3 患者出现自身免疫症状：重症肌无力、Good 综合征和红细胞发育不全等。

二、胸腺肿瘤 Masaoka 分期

临床 I 期：包膜完整，镜下可有少量包膜浸润，但未超出包膜以外。

临床 II 期：肿瘤浸润包膜外胸腺组织或周围的纵隔脂肪组织。

临床 III 期：肿瘤穿破纵隔胸膜，侵犯邻近器官（心包、大血管、肺等）；前纵隔淋巴结转移。

临床 IV 期：肿瘤有胸膜种植、淋巴系统或血液系统转移。

三、影响胸腺肿瘤的预后因素

• 肿瘤的侵袭性

（1）包膜完整及侵袭程度：分为包膜完整、肿瘤微浸润（肿瘤浸润周围脂肪组织 ≤ 3 mm）、肿瘤广泛浸润。

（2）有否肿瘤种植。

（3）肿瘤有否淋巴结转移。

（4）有否肿瘤远处转移。

• 外科手术切除的完整性　肿瘤切除是否彻底。

• WHO 的组织学分型　目前认为任何类型的胸腺肿瘤均为恶性肿瘤。A 型及 AB 型胸腺瘤被认为是恶性度很低的肿瘤；B1 型被认为是低度恶性胸腺肿瘤；B2 和 B3 型被认为是中度恶性胸腺瘤，胸腺癌是恶性度较高的胸腺肿瘤。

四、胸腺肿瘤影像学特征

胸腺肿瘤的发病率较高，在纵隔肿瘤中约占 20%，在前纵隔肿瘤中约占 50%。X 线诊断为最常见之手段，包括透视、平片、体层摄影、CT，磁共振（MRI）增强是进一步检查的重要技术。CT、MRI 可清晰、准确地显示病变的位置、大小、形态特点，通过增强可判断肿瘤的血供程度，有无坏死，通过多平面重建多角度显示肿瘤与周边组织的关系，帮助作出良、恶性

的鉴别诊断。核医学扫描有助于对甲状腺旁异位胸腺瘤的诊断。

胸腺肿瘤在胸部后前位X线片呈现纵隔向一侧或双侧增宽，肿瘤呈圆形或椭圆形，可呈浅分叶状（图1-3-1），侧位见肿块位于胸骨后方、心脏及大血管根部前方，密度较淡，边界模糊（图1-3-2）。部分体积较小的胸腺瘤后前位上不显影，需在斜位或侧位仔细观看才能发现。非侵袭性胸腺瘤（A、AB型）边界清楚光滑，密度较均匀，可见浅分叶，侵袭性胸腺瘤（B型）和胸腺癌（C型）可见深浅不一的分叶征象，轮廓毛糙不规则，可伴有同侧胸腔积液或心包积液。

CT扫描是目前诊断胸腺肿瘤最常用的影像学检查方法。胸腺肿瘤多发生于前纵隔，90%以上位于前纵隔中部、心底部与升主动脉交界处，少数异位胸腺肿瘤可达前纵隔上部，或底部达心膈角区，部分位置偏后，位于中纵隔气管旁或肺门区，向一侧或两侧凸出。非侵袭性胸腺瘤A型多为圆形或类圆形，体积较小，包膜完整，无分叶征象，密度均匀（图1-3-3）。AB型可有浅分叶状，轮廓光整，大部分包膜完整，边界清楚，密度均匀，增强后轻度均匀强化，体积较大者局部偶见低密度无强化的液化坏死区，少见出血、钙化，肿瘤与邻近血管、心包组织间脂肪间隙存在，纵隔胸膜缘光整（图1-3-4）。侵袭性

胸腺瘤（B型）形态呈不规则分叶状，肿瘤与邻近组织分界不清楚（图1-3-5），可呈灌铸样生长特征，常见包绕无名静脉生长，与左肺动脉、肺动脉圆锥部、升主动脉间脂肪间隙消失，侵犯心包造成心包局部不规则增厚及软组织结节形成，伴心包腔内积液。侵犯纵隔胸膜或在胸膜种植转移形成胸膜面上多发结节，并伴有胸腔积液。部分肿瘤突破胸膜进一步向周边肺组织及胸壁浸润性生长，与肺组织及胸壁软组织交界处边界模糊不清，邻近肺组织内见斑片、条片状浸润影（图1-3-6）。侵袭性胸腺瘤（B型）密度不均匀，可见坏死、出血、钙化，增强后实质部分不均匀强化（图1-3-7a、b）。胸腺癌（C型）体积较大，直径常超过8cm，形态不规则，边界模糊，呈灌铸样生长，周围结构受累，容易出现胸膜、胸壁、心包、肺组织受侵（图1-3-7c）及胸膜、心包扩散转移伴胸腔、心包腔内积液（图1-3-8a、b）。侵犯无名静脉及上腔静脉时出现上腔静脉综合征，增强扫描可见纵隔及胸壁大量侧支血管开放。部分胸腺癌（C型）患者出现肺门淋巴结受侵或肺门、纵隔淋巴结转移，肺内多发结节样转移。胸腺癌（C型）密度不均匀，常见坏死、出血、钙化，增强后实质部分不均匀显著强化。影像学上胸腺癌（C型）与分化差的B型胸腺瘤难以作出鉴别诊断。

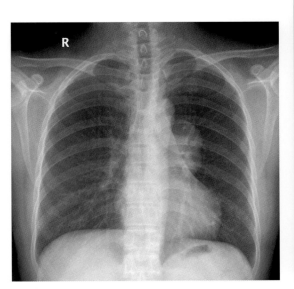

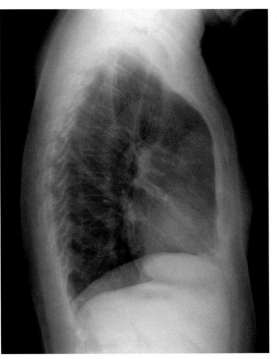

图 1-3-1·X 线胸片后前位，胸腺瘤 B 型。左侧中纵隔软组织占位影，凸向左肺门区，外形分叶状，轮廓较清楚，密度不均匀

图 1-3-2·X 线胸片左侧位，胸腺瘤 B 型。胸骨后大血管前方淡密度软组织影，轮廓模糊

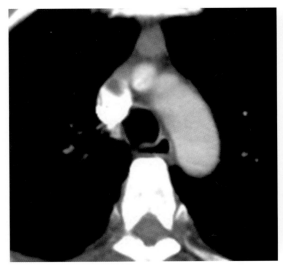

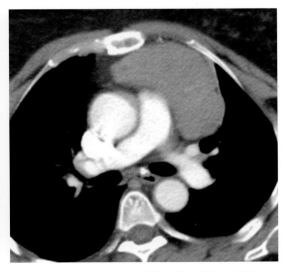

图 1-3-3·胸腺瘤 A 型。前纵隔光滑软组织小结节，密度均匀，边界清楚，增强后轻度强化

图 1-3-4·胸腺瘤 AB 型。左前纵隔椭圆形软组织肿块，轮廓清楚，周边脂肪间隙存在，密度均匀，增强后轻度强化

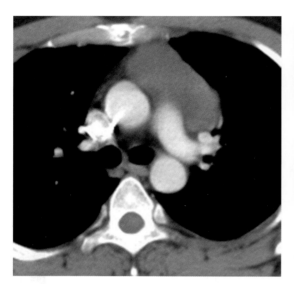

图 1-3-5 · 胸腺瘤 B1 型。左前纵隔椭圆形软组织密度影，与左肺动脉交界处边界不清楚，密度均匀，轻度强化

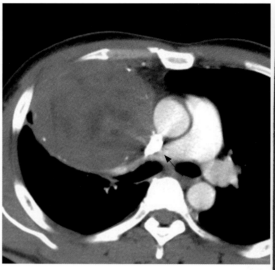

图 1-3-6 · 胸腺瘤 B2 型。右前纵隔巨块类圆形软组织肿块影，大部分包膜完整，局部斑点状钙化，与右前胸壁紧贴处边界不清楚，局部脂肪间隙消失，提示侵犯前胸壁可能；密度不均匀，增强后见多处低密度无强化坏死区，实质部分轻度强化

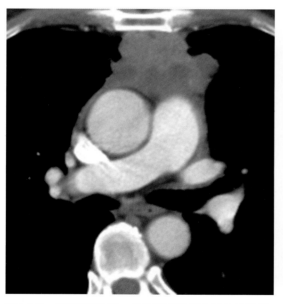

图 1-3-7a · 胸腺瘤 B3 型。前纵隔不规则软组织肿块影，局部结节样凸起，与邻近大血管脂肪间隙消失，密度不均匀，增强后见多处低密度无强化坏死区，实质部分强化较明显

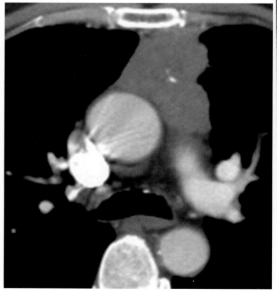

图 1-3-7b · 胸腺瘤 B3 型。前纵隔不规则软组织肿块影，分叶状，与邻近大血管脂肪间隙消失，密度不均匀，局部钙化

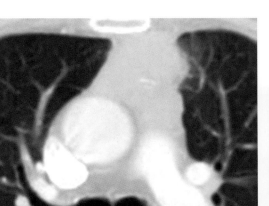

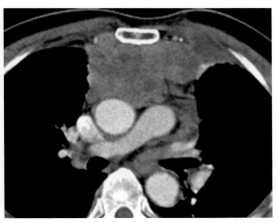

图 1-3-7c · 胸腺瘤 B3 型。肺窗示左前纵隔软组织肿块，与肺组织交界处边界模糊，伴左上肺前段斑片浸润影，手术证实左上肺局部受侵

图 1-3-8a · 胸腺瘤 C 型。前纵隔不规则软组织肿块影，肿瘤呈侵袭性生长，与升主动脉间局部脂肪间隙消失，左前胸壁受侵，肺动脉旁心包组织增厚，提示心包受侵可能

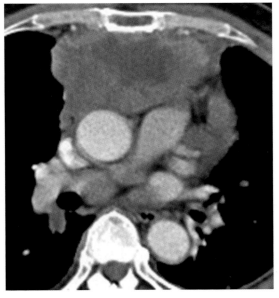

图 1-3-8b · 胸腺瘤 C 型。前纵隔不规则软组织肿块影，肿瘤呈侵袭性生长，呈灌铸型生长特征，侵犯纵隔胸膜及心包，伴右肺门及纵隔淋巴结轻度肿大

第四节
胸腺肿瘤病理组织学特征

张杰

一、胸腺肿瘤巨检特征

肉眼大体检查对胸腺肿瘤病理诊断有重要意义，并在诊断分型方面能有一定的帮助。检查时除了要记录肿瘤大小（尺寸）及重量外，更重要的是观察如下几点。

1. **包膜完整性** 肿瘤是否有包膜；肿瘤包膜是否完整；包膜外肿瘤有否存在；肿瘤是否侵及周围器官或组织（心包、肺）。比较良性的胸腺肿瘤（如 A 型胸腺瘤或 AB 型胸腺瘤等）常有完整的包膜（图 1-4-1、图 1-4-3），而恶性程度较高的胸腺肿瘤（如 B3 型胸腺瘤、胸腺癌）多数包膜不完整，并常侵犯周围器官（图 1-4-2）。此外，观察包膜完整性对胸腺肿瘤临床分期亦有重要意义。

2. **肿瘤切除的完整性** 注意观察肿瘤是被完整切除还是非完整性切除（标本破碎）。非完整性切除标本：多数是恶性度较高的胸腺瘤如 B3 型胸腺瘤或胸腺癌。

3. **肿瘤切面状况** 要注意观察有否分叶状、有否白色纤维性间隔带；肿瘤质地是否均匀一致性，有否囊性变、出血灶及钙化。有分叶状多见于 AB（图 1-4-3）、B2、B3 等类型的胸腺瘤。无分叶状多见于 B1 型（图 1-4-4）或 A 型胸腺瘤。

二、胸腺肿瘤组织学特征

胸腺肿瘤有一些独特的组织结构特征，掌握胸腺瘤组织结构特征对胸腺瘤的病理诊断和鉴别诊断很有帮助。其组织结构特征有如下 3 点。

1. **血管周腔隙**（perivascular space） 在胸腺瘤 HE 切片中，常可在小血管外周见到液体渗出后形成的形态大小不一的血管周腔隙（图 1-4-5~ 图 1-4-8）。这是胸腺肿瘤（多数胸腺癌不具有）独有的组织结构特征。掌握这一特征对胸腺肿瘤与其他肿瘤的鉴别诊断有重要意义。

2. **髓样分化特征**

• **胸腺小体**（Hassall body） 由胸腺上皮细胞呈同心圆状包绕而成，小体外周细胞的细胞核明显，近小体中央的细胞核逐渐退化或玻璃样变性，其细胞质内含有较多角蛋白，小体大小不一，直径 30~150 μm，可多个相互聚集，亦可单个散在，也可发生囊性变或钙质沉着（图 1-4-9~ 图 1-4-11）。

• 髓质岛（medullary island）髓质岛在 HE 切片上表现为灶状淡染区域，由于岛内淋巴细胞相对少，细胞排列疏松，与周围淋巴细胞密集区域相比突显染色偏淡的岛状区，在低倍镜下比较容易观察到（图 1-4-12、图 1-4-13）。髓质岛内的淋巴细胞是由成熟性 T 淋巴细胞（图 1-4-14）和成熟性 B 淋巴细胞（图 1-4-15）组成。髓质岛主要出现在 B 型胸腺瘤中，特别是 B1 型，而不出现于 A 型胸腺瘤。

3. 上皮细胞血管外周栅栏状排列现象　在一些上皮细胞丰富的胸腺肿瘤中（如 B2 型或 B3 型）可见到肿瘤性上皮细胞围绕血管周腔隙或沿纤维间隔呈栅栏状排列（图 1-4-16~ 图 1-4-18）。

三、胸腺肿瘤细胞特点

1. 胸腺上皮性肿瘤细胞特点　胸腺上皮性肿瘤细胞主要有以下两种形态。

• 梭形细胞　细胞呈梭形或短梭形，形态均匀一致，无明显异型。细胞核呈梭形、短梭形或卵圆形，染色质细腻，不见核仁（图 1-2-1）。

• 圆形或多边形细胞　细胞呈圆形、卵圆形、多边形，细胞核淡染或呈空泡状，多数可见小核仁，有些细胞可见明显大核仁（图 1-2-2）。

2. 胸腺肿瘤内淋巴细胞特征　尽管胸腺瘤内的淋巴细胞是非肿瘤细胞，但判明这些淋巴细胞的类型及分布对胸腺肿瘤病理诊断和分型有很大意义。首先要通过免疫组织化学技术分辨淋巴细胞种类（是 T 淋巴细胞还是 B 淋巴细胞，T 淋巴细胞还进一步区分是未成熟性 T 淋巴细胞还是成熟性 T 淋巴细胞），其次要观察淋巴细胞数量和淋巴细胞分布特征。

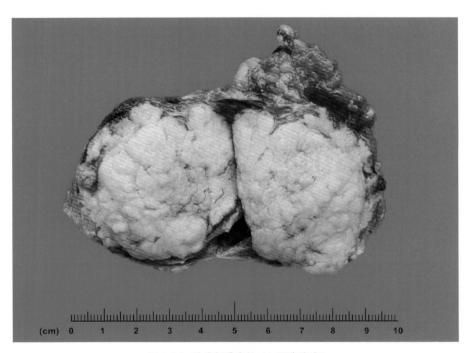

图 1-4-1 · 肿瘤包膜完整（A 型胸腺瘤）

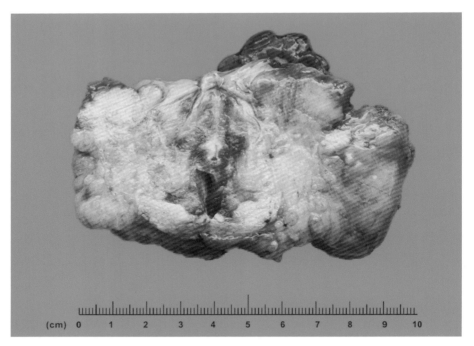

图 1-4-2 · 肿瘤包膜不完整并侵犯周围脂肪组织（B3 型胸腺瘤）

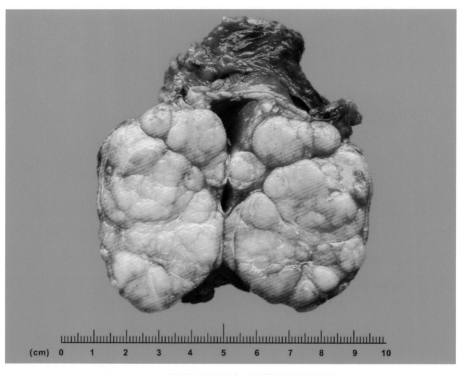

图 1-4-3 · 肿瘤切面可见由纤维带将肿瘤分隔成
许多大小不等的结节（AB 型胸腺瘤）

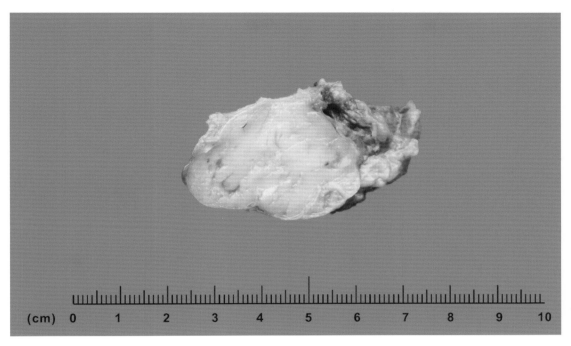

图 1-4-4 · 肿瘤质地均匀一致性（B1 型胸腺瘤）

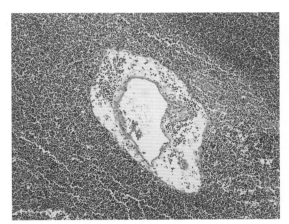

图 1-4-5 · 胸腺瘤组织中小血管外周液体渗出后
形成的血管周腔隙

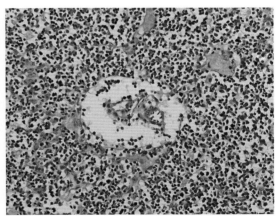

图 1-4-6 · 血管周腔隙

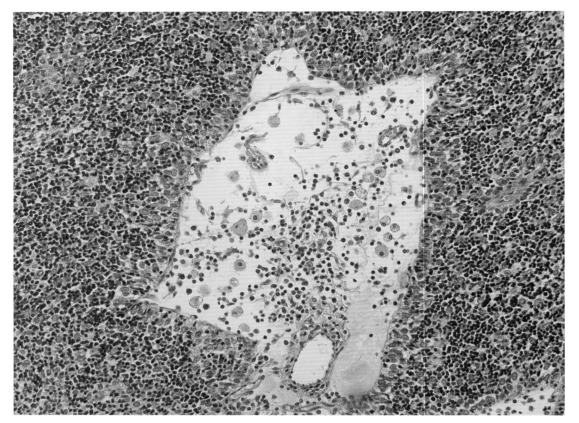

图 1-4-7 · 各种类型的血管周腔隙

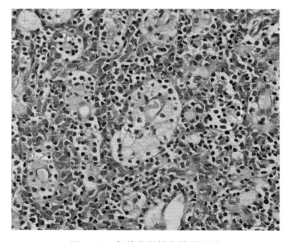

图 1-4-8 · 各种类型的血管周腔隙

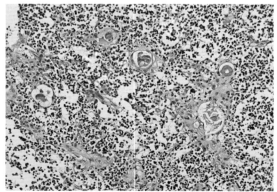

图 1-4-9 · 胸腺小体

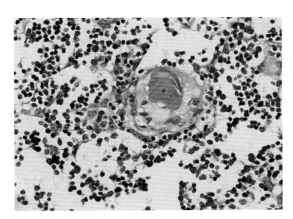

图 1-4-10 · 为图 1-4-9 的放大图。示胸腺小体

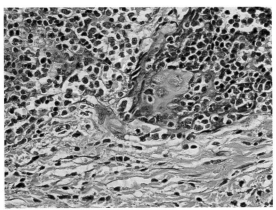

图 1-4-11 · 不成熟的胸腺小体

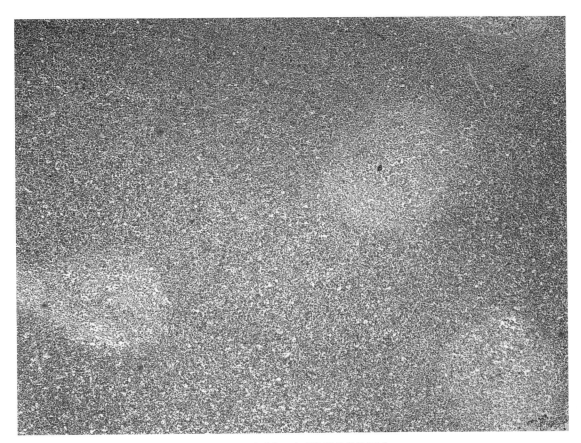

图 1-4-12 · 髓质岛。表现为灶状淡染区域

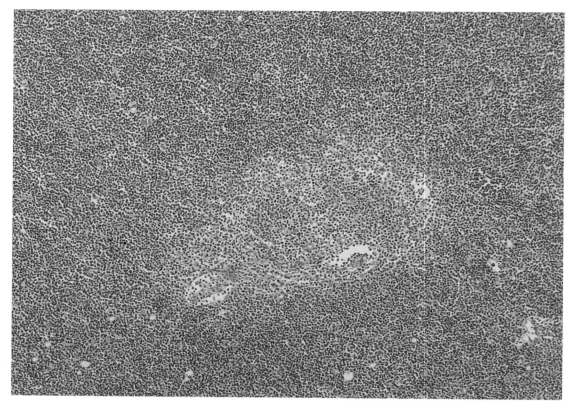

图 1-4-13 · 髓质岛。因岛内淋巴细胞相对少，细胞排列疏松，
形成染色偏淡的岛状区

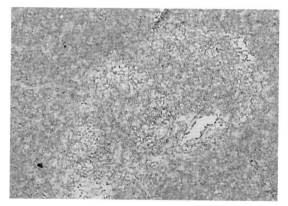

图 1-4-14 · 髓质岛内 CD5 阳性的淋巴细胞

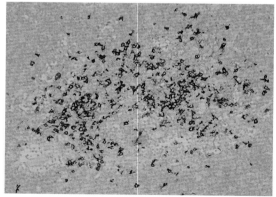

图 1-4-15 · 髓质岛内 CD20 阳性的淋巴细胞

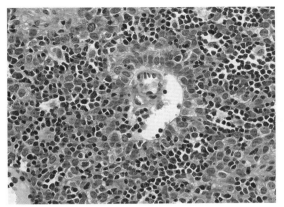

图 1-4-16 · 肿瘤性上皮细胞围
绕血管周腔隙排列成栅栏状

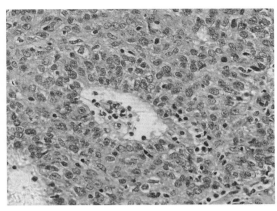

图 1-4-17 · B3 型胸腺瘤中,
上皮细胞血管外周栅栏状排列

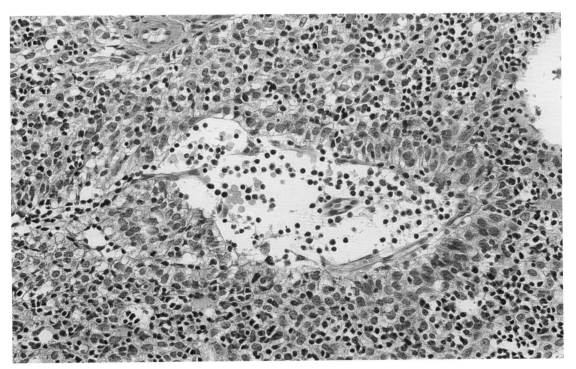

图 1-4-18 · B2 型胸腺瘤中, 上皮细胞血管外周栅栏状排列

常见类型胸腺瘤

第一节
A 型胸腺瘤

一、定义

A 型胸腺瘤（type A thymoma）是一种少见类型的胸腺瘤，占所有胸腺瘤的 4% 左右，由细胞形态比较温和的梭形细胞或卵圆形细胞组成，肿瘤细胞核缺乏异型性，可伴有少量或无淋巴细胞，组织学结构多样性是其特征之一。

二、临床特征

A 型胸腺瘤是一种少见类型的胸腺瘤，文献报道该类型肿瘤占所有胸腺瘤的 3%~9%。上海市胸科医院 2013 年手术切除的 224 例胸腺上皮性肿瘤中，有 7 例是 A 型胸腺瘤（3.1%）。发病年龄 45~74 岁，男女均等。15%~25% 的 A 型胸腺瘤伴有重症肌无力。多是于体检或有胸部症状时发现。Masaoka 分期：Ⅰ 期占 80%，Ⅱ 期 17%，少数可有Ⅲ期。预后：良好，Ⅱ ~ Ⅲ期者 5 年生存率仍达 100%。

三、病理学特征

1. 巨检特点　几乎所有 A 型胸腺瘤都有包膜，界限清楚，肿瘤大小通常在 4~16 cm。肿瘤切面通常见肿瘤组织质地比较均匀，纤维分隔带常不明显，很少形成结节，常可在肿瘤外周见内含清亮液体的小囊形成（图 2-1-1、图 2-1-2）。

2. 组织学特点　肿瘤细胞可排列成实性片状、束状、席纹状、车辐状或血管外皮瘤样结构。组织学结构多样，可见大小不一的囊肿、发育不良的微囊，有时可见局灶性腺样分化、肾小球样结构，伴或不伴有中央管腔的菊形团结构及脑膜瘤样结构（图 2-1-3、图 2-1-5~ 图 2-1-13、图 2-1-16）。血管周围间隙少见，不见胸腺小体或髓样分化灶，淋巴细胞稀疏，多数为髓质区的成熟 T 细胞，有时可见少量 TdT 染色阳性淋巴细胞，但数量在可数范围内。

3. 肿瘤细胞特征　肿瘤细胞呈梭形或卵圆形，核型温和，核仁不明显，核分裂象少见（图 2-1-4）。

4. 免疫组化特征　上皮细胞：Pan-CK（+）、CK19（+）（图 2-1-14）、Claudin-4（+）（图 2-1-17）、CK7（+）、CK5/6（+）、EMA 局灶（+）、CK20（-）、CD5（-）。可表达 CD20（图 2-1-15），但不表达 Beta5、PRSS16、Cathepsin V。

淋巴细胞：CD3（＋）、CD5（＋）、CD20（－），可出现少量不成熟 T 细胞表达 CD99、CD1a 和 TdT。

5. 鉴别诊断

• B3 型胸腺瘤梭形细胞亚型　肿瘤细胞中血管周围间隙明显，并沿间隙栅栏状排列，有些肿瘤细胞可见核沟；大部分淋巴细胞是未成熟 T 细胞，即 CD99（＋）、CD1a（＋）和 TdT（＋）。

• 胸腺类癌　肿瘤细胞排列成带状、实性巢团状和菊形团样，核染色质呈细颗粒状，神经内分泌标记 Syn、CgA、NSE、CD56 至少表达两种。

• 纤维组织细胞瘤和血管周细胞瘤　当 A 型胸腺瘤出现席纹状和血管外皮瘤样结构时，形态学上需要与前两者鉴别，A 型胸腺瘤具有胸腺肿瘤的独特结构，如微囊

的出现、血管周围间隙等，而这些间叶性肿瘤均不会出现，免疫组化 CK（＋）、Vim（－），而间叶性肿瘤正好相反。

6. 关于不典型 A 型胸腺瘤　2014 年 5 月发表在 JTO 杂志（Journal of Thoracic Oncology）"ITMIG 关于 WHO 胸腺瘤和胸腺癌组织学分类应用的共识"提出了不典型 A 型胸腺瘤的概念，并初步制定了不典型 A 型胸腺瘤的诊断标准，具体如下。

（1）核分裂象增加：≥4/10 个高倍视野（图 2-1-18）。

（2）真性（凝固性）肿瘤坏死：近来有作者认为坏死可预测其侵袭性，但需与缺血性或活检导致的坏死鉴别（图 2-1-19）。

（3）其他标准：如细胞丰富、细胞核增大及核深染、Ki67 指数增高、不典型区域的范围等难以定量或无法达成一致。

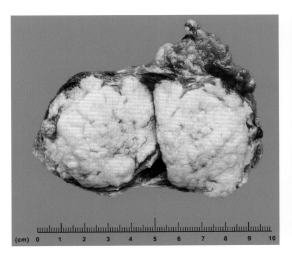

图 2-1-1 · A 型胸腺瘤。A 型胸腺瘤有包膜，肿瘤界限清楚

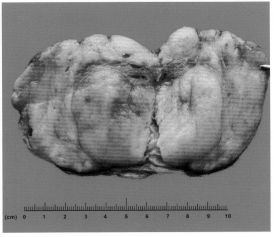

图 2-1-2 · A 型胸腺瘤。肿瘤组织质地比较均匀，肿瘤外周见小囊形成

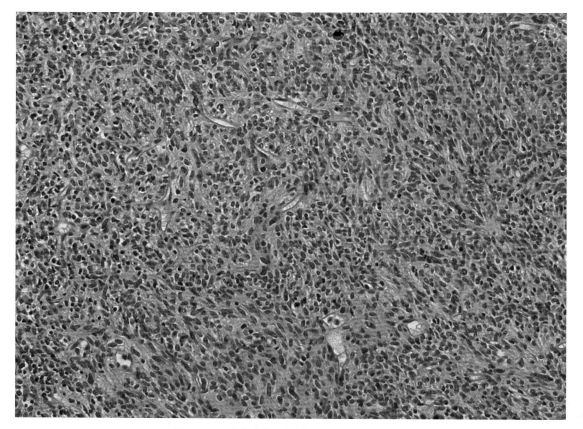

图 2-1-3·A 型胸腺瘤。肿瘤细胞可排列成实性片状

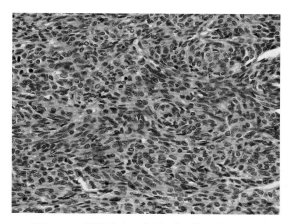

图 2-1-4·A 型胸腺瘤。肿瘤细胞呈梭形或卵圆形，
核型温和，核仁不明显

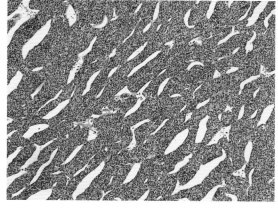

图 2-1-5·A 型胸腺瘤。可见血管外皮瘤样组织学的构象

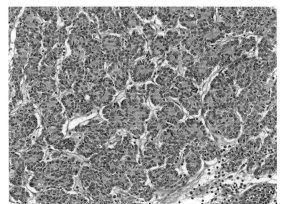

图 2-1-6
A 型胸腺瘤。没有中央管腔的菊形团结构
的组织学构象

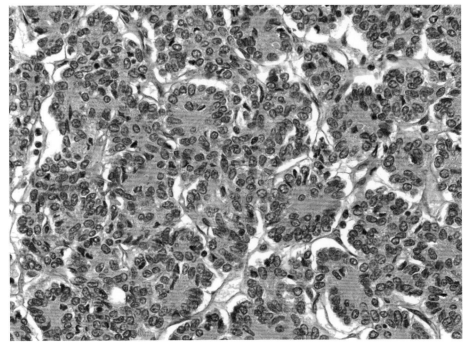

图 2-1-7
为图 2-1-6 的放大图

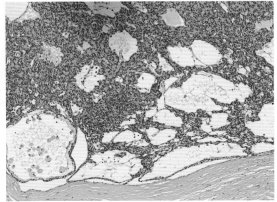

图 2-1-8
A 型胸腺瘤。可见大小不一的囊肿区域

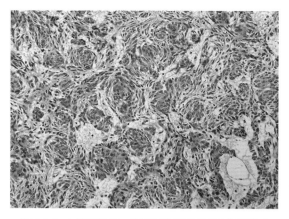

图 2-1-9 · A 型胸腺瘤。肿瘤细胞排列可呈现车辐状或
脑膜瘤样结构

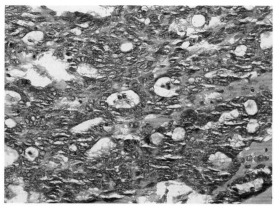

图 2-1-10 · A 型胸腺瘤。可见局灶性腺样排列结构

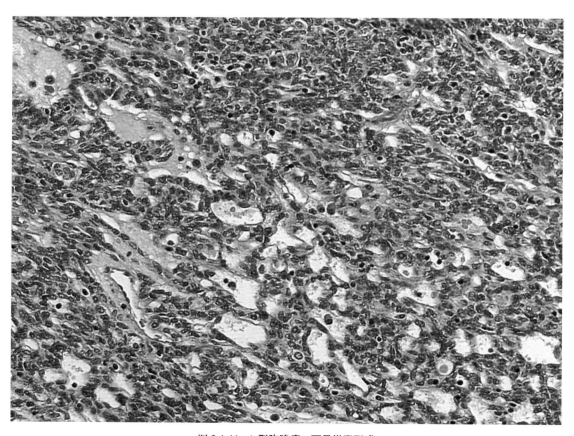

图 2-1-11 · A 型胸腺瘤。可见微囊形成

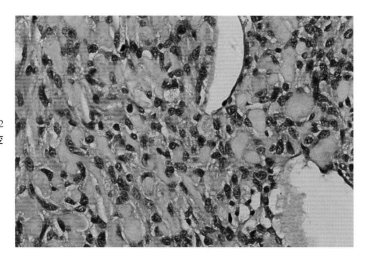

图 2-1-12
A 型胸腺瘤。上皮细胞呈印戒样细胞改变

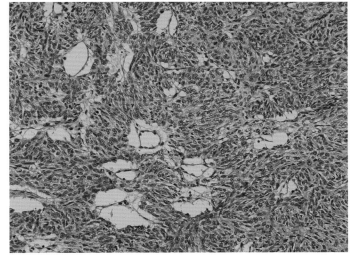

图 2-1-13
A 型胸腺瘤。血管周腔隙

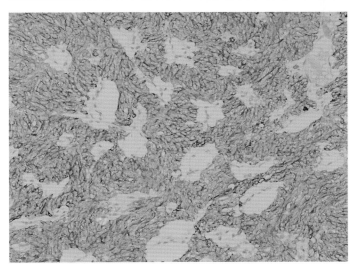

图 2-1-14
A 型胸腺瘤。血管周腔隙周围的肿瘤细胞
表达 CK19

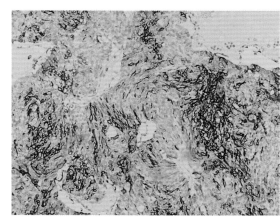

图 2-1-15
A 型胸腺瘤。部分肿瘤细胞表达 CD20

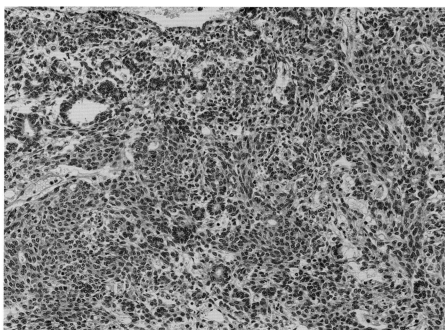

图 2-1-16
A 型胸腺瘤。肿瘤细
胞腺样排列和短梭形
细胞实性片状排列等
多态性组织结构

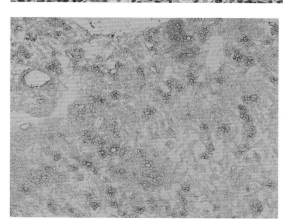

图 2-1-17
图 2-1-16 免疫组化染色：肿瘤细
胞 Claudin-4 阳性表达

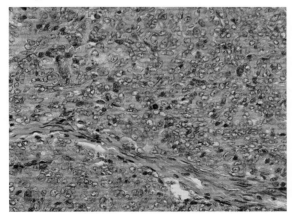

图 2-1-18
不典型 A 型胸腺瘤。瘤细胞核呈空泡状，
可见核仁及核分裂象

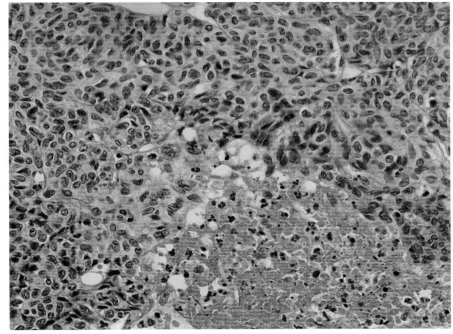

图 2-1-19
不典型 A 型胸腺瘤。
肿瘤组织中可见真性
（凝固性）肿瘤坏死

点评

（1）A 型胸腺瘤是少见的胸腺瘤，肿瘤切面肿瘤组织质地比较均匀，纤维分隔带常不明显，并常可见小囊形成。

（2）组织学结构多样性是 A 型胸腺瘤特征之一。

（3）A 型胸腺瘤内有时可见少量 TdT 染色阳性淋巴细胞，但数量在可数范围内，否则要注意与 AB 型胸腺瘤鉴别。

第二节
B1 型胸腺瘤

朱蕾　张杰

一、定义

B1 型胸腺瘤（type B1 thymoma）是一种器官样型的胸腺上皮性肿瘤。组织学上与正常胸腺难以区分。主要由类似胸腺皮质的上皮细胞组成，其中散布多量未成熟淋巴细胞；另见胸腺髓质分化的区域，伴有或不伴有胸腺小体。

二、临床特征

患者可无任何临床症状，只是由于常规体检通过 X 线、CT 或 MRI 影像学检查而发现，表现为纵隔区增宽或肿大；也可出现诸如咳嗽、呼吸困难和疼痛等非特异性的局部症状；部分患者伴有重症肌无力等自身免疫性疾病，罕见的伴随症状有丙种球蛋白血症和纯红细胞发育不全。

三、病理学特征

1. 巨检　多数肿瘤界限清楚、包膜尚完整。切面灰白色，质地较嫩，肿瘤内很少有纤维分隔（图 2-2-1）。少数可有出血、坏死区域以及囊腔形成（图 2-2-2）。

2. 组织学特征　B1 型胸腺瘤的组织结构类似正常胸腺，不同之处在于它是一个扩大的正常胸腺皮质深染区和较小的髓质淡染区（图 2-2-3）。深染区上皮性肿瘤细胞少，一般不形成细胞团（图 2-2-4），而肿瘤细胞周围环绕大量的未成熟 T 淋巴细胞。淡染的髓质分化区始终存在，由较松散的淋巴细胞构成（图 2-2-5、图 2-2-6）。可见到胸腺小体，但比正常髓质数量少（图 2-2-7）。胸腺小体形态各异，可表现为发育不良的上皮团或有明显角化中心的大片状结构。着色体巨噬细胞可散在分布，呈星空样（图 2-2-3）。血管周围间隙较少见（图 2-2-8）。

3. 肿瘤细胞学特征　肿瘤细胞小，细胞核圆形或卵圆形，染色淡，有时可见小核仁。细胞质中等量，略嗜酸。细胞异型不明显（图 2-2-4）。

4. 免疫组化特征

（1）肿瘤上皮细胞的角蛋白表达谱类似正常皮质上皮细胞，例如 CK（+）、CK19（+）（图 2-2-9）、CK5/6（+）、CK7（+/−）、CK20（−）、EMA（−/+）。

（2）肿瘤内混杂的 T 淋巴细胞多为 CD1a（+）、TdT（+）（图 2-2-10）、CD3（+）、CD99（+）；髓质岛的淋巴细胞多为成熟的

T细胞，如CD3（+）、CD5（+）、CD1a（-）、TdT（-）（图2-2-11）、CD99（-）和B细胞（图2-2-12）。

5. 鉴别诊断

• 胸腺增生　B1型胸腺瘤有时需要与胸腺增生鉴别。肉眼上增生的胸腺组织颜色偏黄，质地类似致密的脂肪组织，而且有明显的类似正常胸腺的分叶。而B1型胸腺瘤明显是个肿瘤，且它的颜色是灰白的，切面质地很嫩。增生的胸腺组织可以是胸腺组织重量的绝对增加，而镜下完全是退化胸腺组织的图像；也可以是滤泡性增生，表现为胸腺组织中淋巴滤泡的大量增生，甚至形成生发中心。而B1型胸腺瘤与正常的胸腺组织的区别主要是结构上的不同，包括过大的皮质区和较小的类似于胸腺髓质的区域，较少的胸腺小体。镜下见密集的未成熟淋巴细胞间见少量的上皮细胞；局部见灶性髓样分化区。此外，年龄也是一个鉴别点，青春期后的患者理论上胸腺组织会逐渐退化，不大可能出现大片的皮质样区域。

• 淋巴母细胞淋巴瘤和粒细胞肉瘤　富于未成熟T细胞的B1型胸腺瘤可与T淋巴母细胞淋巴瘤或粒细胞肉瘤相似，B1型胸腺瘤上皮性肿瘤细胞周围环绕大量非肿瘤性的未成熟T淋巴细胞，且可见淡染的胸腺髓质分化区；T淋巴母细胞淋巴瘤一般为较一致的幼稚淋巴样细胞弥漫增生，其间无上皮细胞网存在，切除标本的诊断一般不困难；粒细胞肉瘤除有较一致的幼稚淋巴样细胞弥漫增生外，背景中多数有成熟的粒细胞。但B1型胸腺瘤由于肿瘤性上皮细胞量较少，HE染色下容易被忽视，这时可使用免疫酶标的方法衬染出纤细的上皮细胞网，多数情况下即可排除T淋巴母细胞淋巴瘤和粒细胞肉瘤的诊断。淋巴母细胞淋巴瘤和粒细胞肉瘤可通过MPO、TdT、CD3等鉴别诊断。诊断风险主要集中在开胸小活检或纵隔穿刺活检中，当肿瘤浸润退变的胸腺组织，甚至刺激退变胸腺组织的上皮增生时，会观察到幼稚的淋巴样细胞中上皮细胞网的存在，此时极易与B1型胸腺瘤混淆，这时诊断B1型胸腺瘤常可找到髓样分化区。同时患者的年龄也很重要，一般胸腺瘤极少发生在20岁以下，而淋巴母细胞淋巴瘤的发病年龄则要更年轻一些。

• B2型胸腺瘤　B1型胸腺瘤的切面一般无明显的纤维间隔，质地较嫩。B2型胸腺瘤多数有粗细不等的纤维间隔，质地偏硬。B1型胸腺瘤由一个扩大的皮质区和小的髓质淡染区组成，肿瘤细胞小，核仁不常见，细胞异型不明显；而B2型胸腺瘤往往有比较明显的纤维分隔和明显的血管周围间隙，肿瘤细胞较大，核呈空泡状，核仁明显，细胞异型明显。且B2型胸腺瘤往往可见到3个以上的肿瘤性上皮细胞聚集成团。

• AB型胸腺瘤　B1型胸腺瘤的切面一般无明显的纤维间隔，质地较嫩。AB型胸腺瘤多数有粗细不等的纤维间隔，质地偏硬。AB型胸腺瘤由A型区和B型区组成，B型区可类似B1型胸腺瘤，这时要仔细寻找明确的梭形A型的区域，AB型胸腺瘤的诊断即可成立。

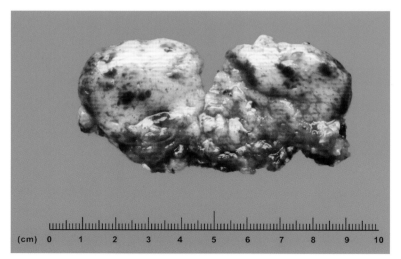

图 2-2-1
B1 型胸腺瘤。大体境界尚清，切面灰白色，质嫩，无明显的纤维分隔

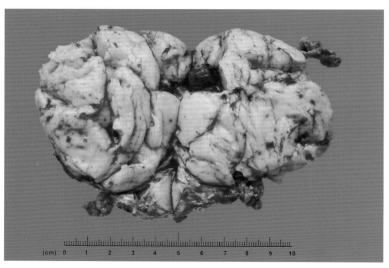

图 2-2-2
B1 型胸腺瘤。切面质嫩，略有分叶，但无明显的纤维分隔，局部有囊形成

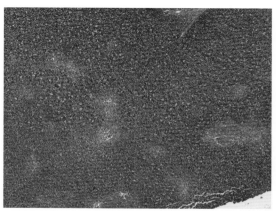

图 2-2-3 · B1 型胸腺瘤。由大片深染区和较小的髓质淡染区构成

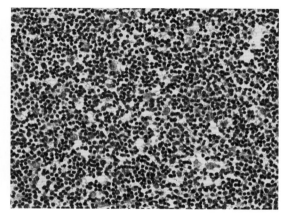

图 2-2-4 · B1 型胸腺瘤。深染区上皮细胞散在分布，一般不形成团

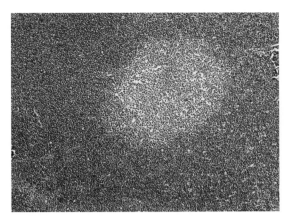

图 2-2-5
B1型胸腺瘤。大量密集的淋巴细胞之间可见淡染的髓样分化区

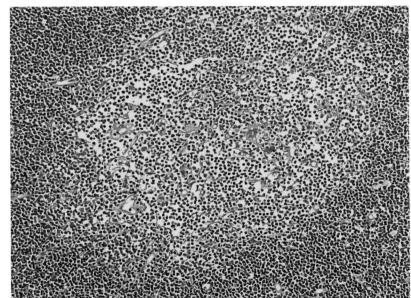

图 2-2-6
为图 2-2-5 的放大图。显示髓样分化区主要由散在的淋巴细胞构成

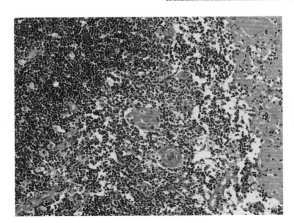

图 2-2-7
B1型胸腺瘤。可见胸腺小体

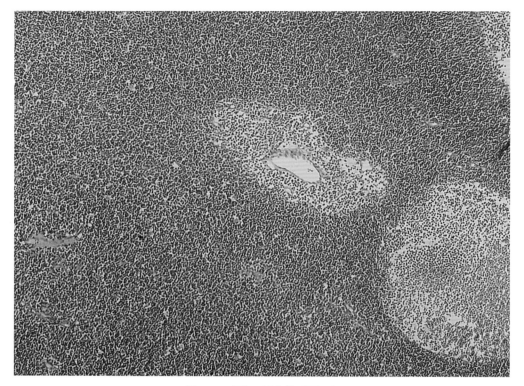

图 2-2-8 · 偶尔可见血管周围间隙

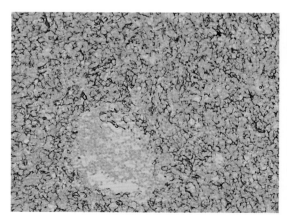

图 2-2-9 · CK19 染色显示肿瘤性上皮细胞形成
纤细的上皮网

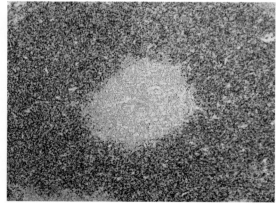

图 2-2-10 · TDT 染色显示 B1 型胸腺瘤中富于大量的未成
熟淋巴细胞，主要分布于皮质样区

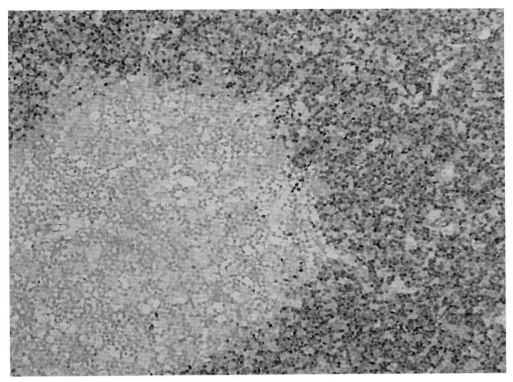

图 2-2-11 · 为图 2-2-10 的放大图。B1 型胸腺瘤中髓样分化区内
TdT 阳性的未成熟 T 淋巴细胞缺如

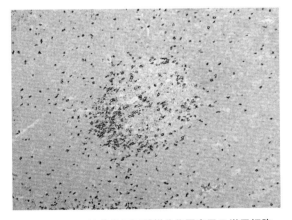

图 2-2-12 · CD20 染色显示髓样分化区富于 B 淋巴细胞

点评

（1）B1 型胸腺瘤是一种器官样型的胸腺
　　上皮性肿瘤。主要由类似胸腺皮质
　　的上皮细胞组成，其中散布多量未
　　成熟淋巴细胞，另见胸腺髓质分化
　　的区域。

（2）B1 型胸腺瘤的鉴别诊断主要是 T 淋
　　巴母细胞淋巴瘤，尤其是在穿刺标
　　本中。

第三节
B2 型胸腺瘤

朱蕾　张杰

一、定义

B2 型胸腺瘤（type B2 thymoma）是一种器官样胸腺上皮性肿瘤，由大且多角形肿瘤细胞组成，细胞排列呈网状结构，核大、空泡状，可见明显核仁，未成熟的淋巴细胞背景总是存在，数量常常超过肿瘤性上皮细胞。

二、临床特征

B2 型胸腺瘤是比较常见的胸腺瘤类型，文献报道该类型肿瘤占所有胸腺瘤的18%~42%。发病平均年龄47~50岁。笔者的资料显示女性偏多。30%~82% 的 B2 型胸腺瘤伴有重症肌无力，20% 左右表现为局部症状或无症状，是通过影像学检查偶尔发现。临床分期多为 Masaoka-Koga Ⅱ 或 Ⅲ 期。

三、病理学特征

1. 巨检　B2 型胸腺瘤包膜多不完整，切面多数灰白，质硬，可由纤维条索分隔成大小不等的结节（图 2-3-1、图 2-3-2）。

2. 组织学特征　肿瘤通常呈现纤维条索分隔的粗大小叶（图 2-3-3）。中等量的未成熟淋巴细胞中见多角形的上皮样肿瘤细胞增生，肿瘤细胞呈大小不一的小团分布，一般需至少 3 个连续上皮细胞，总体连成网状结构（图 2-3-4）。淋巴细胞的数量常常超过肿瘤性上皮细胞。可见明显的血管周围间隙（图 2-3-5），有时可见上皮细胞围绕血管周围间隙呈栅栏状排列（图 2-3-6），有时可见胸腺小体（图 2-3-7）。

3. 肿瘤细胞学特征　肿瘤性上皮细胞大，细胞核呈圆形、空泡状，往往有比较明显的核仁（图 2-3-8 ~ 图 2-3-10）。

4. 免疫组化特征　B2 型胸腺瘤的上皮细胞表达 CK（图 2-3-11）、CathepsinV（图 2-3-12）、CK19、P63 等上皮标记，不表达 CD5、CD20；肿瘤内淋巴细胞主要为未成熟 T 淋巴细胞：CD1a（+）、CD3（+）、CD99（+）、TdT（+）（图 2-3-13）。

5. 鉴别诊断

• B1 型胸腺瘤　见本章第二节。

• B3 型胸腺瘤　见本章第四节。

• 弥漫性大 B 细胞淋巴瘤　弥漫性大 B 细胞淋巴瘤主要为肿瘤性淋巴细胞弥漫性增生，细胞有明显异型，无血管周围间隙的结构，酶标示异型的细胞表达 B 系淋巴细胞的标记。

　　• 精原细胞瘤　典型的精原细胞瘤伴有淋巴细胞浸润，肿瘤组织被纤维间隔分割成大的结节，肿瘤细胞一般界限清楚，核仁明显，呈巢团状分布。免疫组织化学可进一步鉴别诊断。

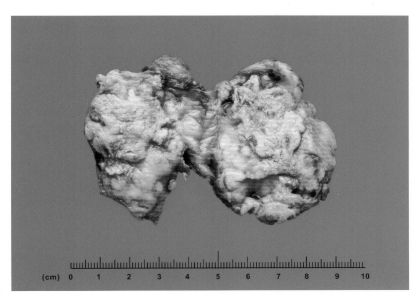

图 2-3-1 · B2 型胸腺瘤。包膜不完整，切面可见由粗细不等的
白色纤维带分隔而成的大小不等的结节，质地较硬

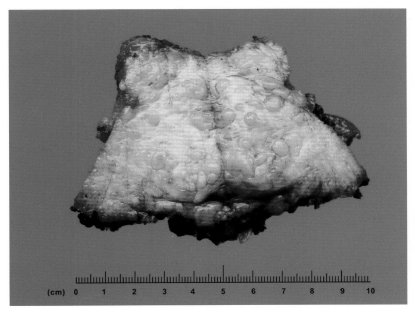

图 2-3-2 · B2 型胸腺瘤。浸润周围脂肪组织，切面可见
由纤维分隔而成的大小不等的肿瘤结节

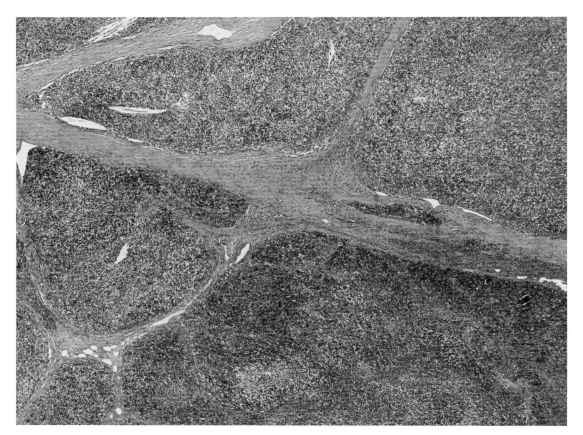

图 2-3-3 · B2 型胸腺瘤。镜下见纤维组织
将肿瘤分成大小不等的结节

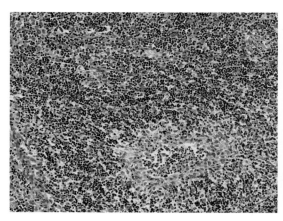

图 2-3-4 · B2 型胸腺瘤。在中等量的未成熟淋巴细胞中
见小团分布的上皮样肿瘤细胞

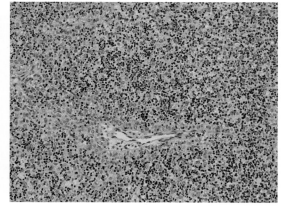

图 2-3-5 · B2 型胸腺瘤。可见明显的血管周围间隙

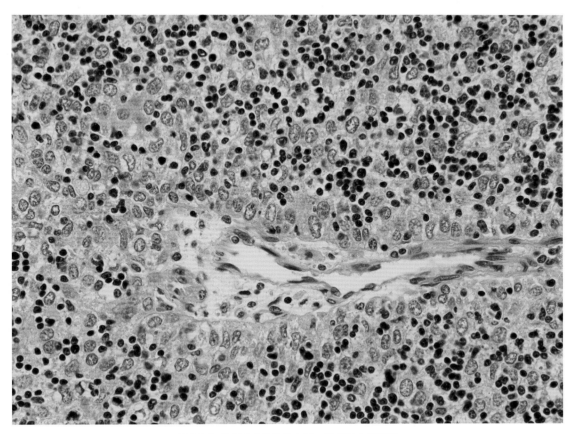

图 2-3-6 · 为图 2-3-5 的放大图。肿瘤性上皮细胞
在血管周围呈栅栏状排列

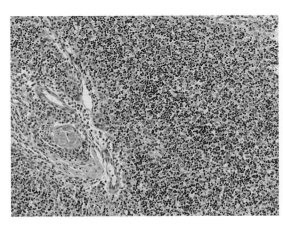

图 2-3-7 · B2 型胸腺瘤。有时可见胸腺小体

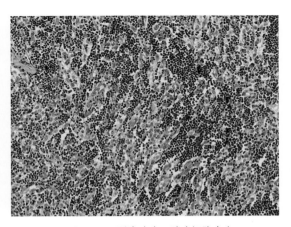

图 2-3-8 · B2 型胸腺瘤。肿瘤细胞丰富

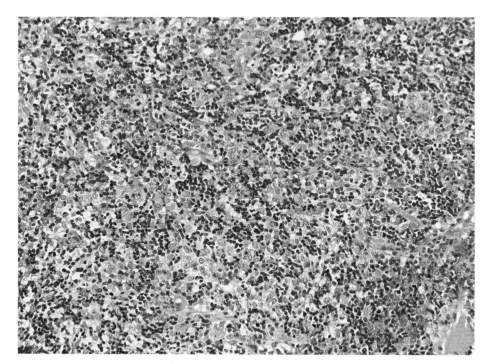

图 2-3-9 · 肿瘤细胞呈小团或小片状分布，细胞核大，呈空泡状，可见明显的核仁

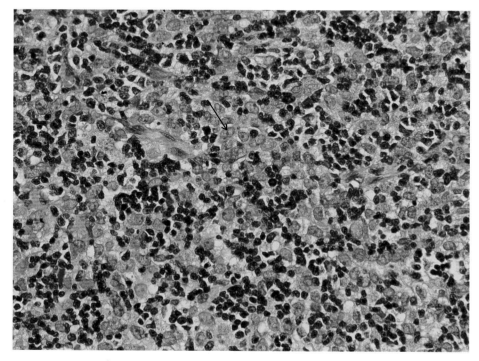

图 2-3-10 · 为图 2-3-8 的放大图。呈小团状分布，肿瘤细胞至少 3 个连续上皮细胞

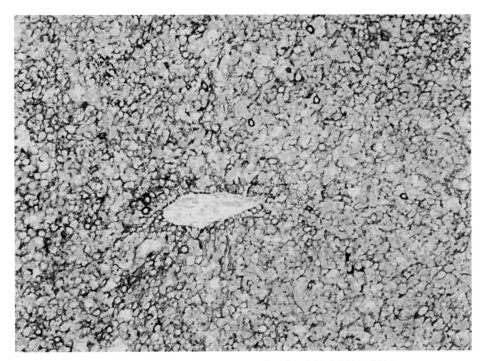

图 2-3-11 · CK 染色显示上皮性肿瘤细胞形成一个较致密的网状结构

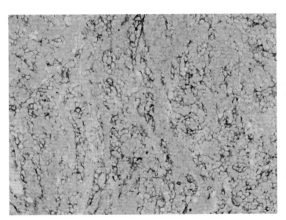

图 2-3-12 · B2 型胸腺瘤。肿瘤细胞
CathepsinV 表达阳性

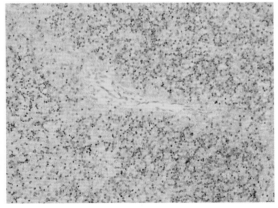

图 2-3-13 · TdT 染色示肿瘤内有中等量不成熟
T 淋巴细胞均匀分布

点评

(1) B2 型胸腺瘤是较常见的胸腺上皮性肿瘤，其肿瘤多数包膜不完整，切面由白色纤维条索分隔成大小不等的结节是其特征。

(2) 在组织学上，未成熟淋巴细胞中见小团分布的多角形上皮样肿瘤细胞，肿瘤性上皮细胞团一般多于 3 个连续上皮细胞，可见明显的血管周围间隙。

B3 型胸腺瘤

朱蕾　张杰

一、定义

B3 型 胸 腺 瘤 (type B3 thymoma) 是一种器官样胸腺上皮性肿瘤，由轻至中度异型、中等大小的圆形或多角形细胞组成，上皮细胞成片状生长，上皮细胞间见少量淋巴细胞混杂。

二、临床特征

B3 型胸腺瘤是较常见的胸腺瘤类型，文献报道该类型肿瘤占所有胸腺瘤的 7%~25%。平均发病年龄为 45~50 岁。性别差异不明显。临床上 30%~77% 的 B3 型胸腺瘤伴有重症肌无力。也可表现为局部症状或无症状，通过影像学检查偶尔发现。大多数 B3 胸腺瘤临床分期主要为 Masaoka-Koga Ⅱ 或Ⅲ期，Ⅳ期病例其次，Ⅰ期少见。

三、病理学特征

1. 巨检　B3 型胸腺瘤一般无明显包膜，多呈明显的浸润性生长。切面可见白色纤维带分隔，肿瘤质地较硬，呈灰白或淡黄色，可见局灶性坏死（图 2-4-1~ 图 2-4-3）。

2. 组织学特征　镜下主要由轻至中度异型、中等大小的圆形或多角形上皮样细胞排列成巢团或片状，细胞巢见纤维分隔（图 2-4-4）。上皮细胞间见少量淋巴细胞混杂（图 2-4-5）。可见明显的血管周围间隙（图 2-4-6~ 图 2-4-8）。部分血管周围间隙周围的上皮细胞呈栅栏状排列（图 2-4-9）。

3. 肿瘤细胞学特征　肿瘤细胞多角形，中等大小，胞质嗜酸性或透亮，核圆形或椭圆形（图 2-4-7），核仁不明显。有时细胞有核沟或葡萄干样核（图 2-4-11、图 2-4-12）。

4. 免疫组化特征　上皮细胞弥漫表达 CK（图 2-4-13）、CK5/6、CK19、P63 等，局 灶 表 达 EMA，不 表 达 CD5、CD20、CD117。大部分淋巴细胞为未成熟 T 淋巴细 胞，表 达 CD1a、CD3、CD99 和 TdT（图 2-4-14）。

5. 鉴别诊断

• B2 型胸腺瘤　B2 型胸腺瘤的未成熟 T 淋巴细胞比 B3 型丰富；B3 型胸腺瘤的上皮细胞比 B2 型更加丰富，往往成片状生长。两者的形态学有一定的连续性，目前认为 PVS 数量和形态特征以及细胞核的大小等对两者的区别意义不大。

• 胸腺鳞癌　B3 型胸腺瘤往往保持有胸腺瘤的器官样结构特征（如 TdT 阳性的 T 细胞、PVS 等），而且肿瘤细胞一般不表达 CD5 和 CD117。

• A 型胸腺瘤　肿瘤组织中有显著的和大量的 PVS 强烈支持梭形细胞 B3 型胸腺瘤的诊断。肿瘤细胞具有实性片状、血管外皮瘤样区域、大小不等的微囊等多种组织学结构以及肿瘤细胞表达 CD20 则支持 A 型胸腺瘤。

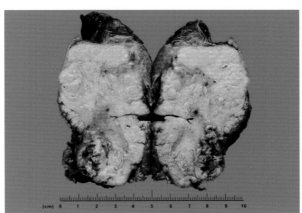

图 2-4-1
B3 型胸腺瘤。一般呈浸润性生长，切面灰白，质硬，可见局灶性坏死

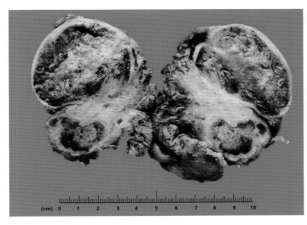

图 2-4-2
B3 型胸腺瘤。肿瘤部分区域可见坏死

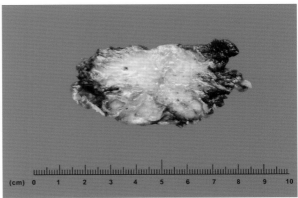

图 2-4-3
B3 型胸腺瘤。肿瘤呈浸润性生长

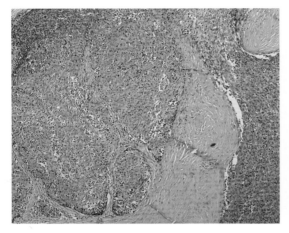

图 2-4-4 · B3 型胸腺瘤中
可见粗细不等的纤维间隔

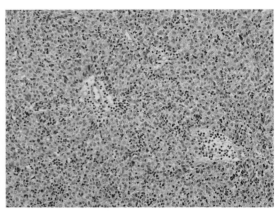

图 2-4-5 · B3 型胸腺瘤。肿瘤细胞间
夹杂有少量未成熟淋巴细胞

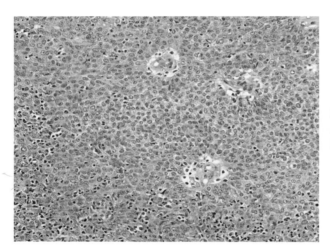

图 2-4-6
上皮性肿瘤细胞成片排列，可见明显的
血管周围间隙

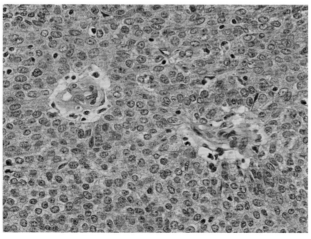

图 2-4-7
为图 2-4-6 的放大图。肿瘤细胞多角形，
中等大小，核圆形，核仁多数不明显

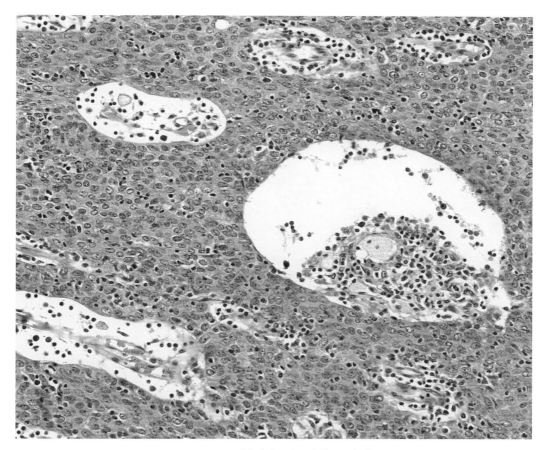

图 2-4-8 · B3 型胸腺瘤。富于血管周围间隙

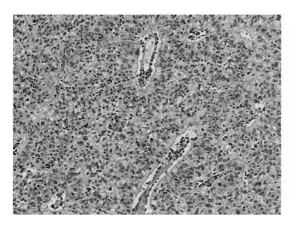

图 2-4-9 · 部分血管周围间隙周围的
上皮细胞呈栅栏状排列

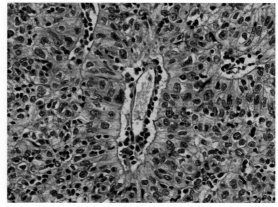

图 2-4-10 · 为图 2-4-9 的放大图。血管周围间隙周围的
上皮细胞呈栅栏状排列

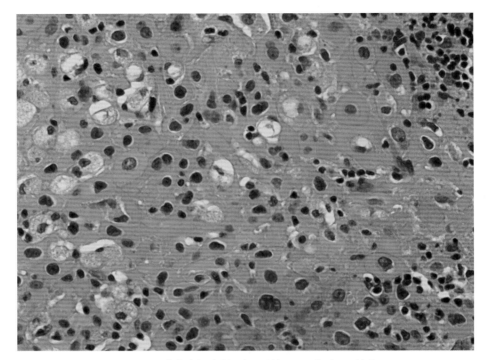

图 2-4-11 · 少数病例肿瘤细胞异型性明显，有时可见核沟

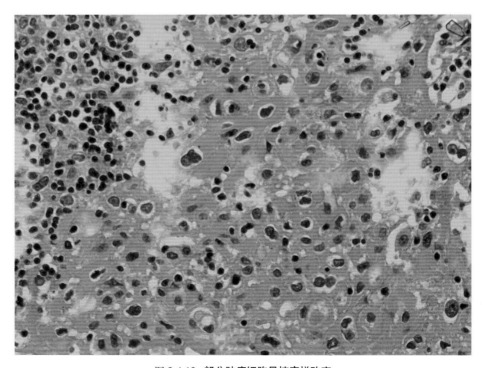

图 2-4-12 · 部分肿瘤细胞呈挖空样改变

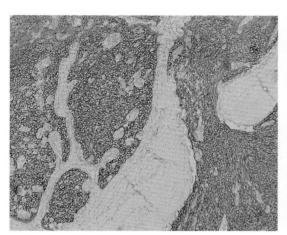

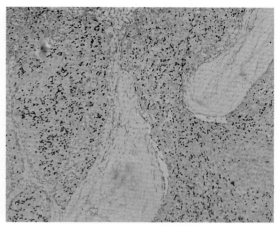

图 2-4-13 · CK 染色显示肿瘤内
可见非常致密的上皮细胞网

图 2-4-14 · TdT 染色显示 B3 型胸腺瘤中
可见一些未成熟淋巴细胞

点评

(1) B3 型胸腺瘤是较常见的胸腺肿瘤，其肿瘤往往无包膜，呈浸润性生长，切面灰白，质硬，可见纤维分隔而成的大小不等的结节。

(2) 在组织学上，肿瘤细胞排列成巢团或片状，上皮细胞间见少量淋巴细胞混杂。可见明显的血管周围间隙，且血管周围间隙周围的上皮细胞可呈栅栏状排列。肿瘤性上皮细胞 CD5 (−)、CD117 (−)，上皮间淋巴细胞 TdT (+)。

第五节

AB 型胸腺瘤

邵晋晨　张杰

一、定义

AB 型胸腺瘤（type AB thymoma）是一种器官样胸腺上皮性肿瘤，由类似于 A 型胸腺瘤样的成分和类似于 B 型胸腺瘤样的成分混合组成。

二、临床特征

AB 型胸腺瘤是最常见的胸腺瘤类型，文献报道该类型肿瘤占所有胸腺瘤的 15%~43%。上海市胸科医院 2013 年手术切除的 224 例胸腺上皮性肿瘤中，有 69 例是 AB 型胸腺瘤（30.1%）。发病年龄 29~82 岁，平均 55 岁。多数报道显示男性稍占优势。大约 14% 的 AB 型胸腺瘤伴有重症肌无力。多数患者表现为局部症状或无症状，通过影像学检查偶尔发现。大多数 AB 型胸腺瘤（71.7%）发生在前纵隔，表现为 Masaoka Ⅰ期，其次为Ⅱ期（21.6%）或Ⅲ期（5.6%），Ⅳ期病例（1.1%）也有报道。

三、病理学特征

1. 巨检特点　AB 型胸腺瘤通常有比较完整的包膜，切面可见由白色纤维带分隔而成的大小不等的结节是其独特特征，肿瘤质地较硬，呈灰白或淡黄色（图 2-5-1、图 2-5-2）。

2. 组织学特征　在组织学上，AB 型胸腺瘤大致可分为三种类型。第一种是由淋巴细胞较少、其组织学形态和细胞特征类似于 A 型胸腺瘤样成分和富于淋巴细胞、其组织学形态和细胞特征类似于 B 型胸腺瘤样成分混合组成，两者比例几乎相等（图 2-5-3~ 图 2-5-5），这一类型相对容易辨别。另一类型是以富于淋巴细胞、其组织学形态和细胞特征类似于 B 型胸腺瘤样的成分为主，淋巴细胞丰富区含有大量的 T 淋巴细胞，罕见髓质分化，尤其缺乏胸腺小体。肿瘤细胞有别于 B1、B2 或 B3 型胸腺瘤，主要由梭形或椭圆形上皮细胞组成，胞核小圆形、卵圆形或梭形，淡染，核仁不明显。类似 A 型成分区域肿瘤细胞表现为纤长的成纤维细胞样的梭形细胞束。值得提出的是，当 A 型区比例很少时，诊断时易将此类型肿瘤误诊为 B 型胸腺瘤（图 2-5-6~ 图 2-5-9）。还有一种类型是以组织学形态和细胞特征类似于 A 型胸腺瘤样的成分为主，但肿瘤组织中具有中等量的 TdT+T 细胞，而且所占成分大于全部所获组织的 10%，或含有更多量（无法计数）TdT 阳性 T 细胞区域（不论该成分在全部所获组织中所占比例多少），均应诊为 AB 型胸腺瘤（图 2-5-14~ 图 2-5-16）。

3. 肿瘤细胞学特征　肿瘤细胞由两种细胞构成：其一是细胞呈梭形或卵圆形，核形温和，染色质散在，核仁不明显，主要分布在类似 A 型区域。另一种肿瘤细胞呈圆形或椭圆形，胞核小圆形、卵圆形或梭形，淡染，核仁不明显，主要分布在淋巴细胞丰富区中。

4. 免疫组化特征　AB 型胸腺瘤中两种成分均表达 CK（图 2-5-10），但 B 型区上皮细胞常常是 CK14（+）。AB 型胸腺瘤中的上皮细胞在混合型中会同时表达皮质和髓质的标记物。A 型区纤长的成纤维细胞样细胞 EMA 染色强阳性（图 2-5-11），而淋巴细胞丰富区中的上皮细胞 EMA 很少阳性。在类似 A 型区和淋巴细胞丰富区均可见 CD20（+）肿瘤细胞（图 2-5-12），在淋巴细胞丰富区和 A 型区可见不同比例的 TDT 阳性的未成熟 T 细胞（图 2-5-13），同时可见 CD3 和 CD5 阳性的 T 细胞。

5. 鉴别诊断

• B1 型胸腺瘤　由于 AB 型胸腺瘤两种成分的比例差异很大，A 型区域成分较少时，需要仔细阅片寻找，AB 型胸腺瘤淋巴细胞丰富区也可见有髓质岛等，避免因 A 型区成分少被忽略而误诊为 B1 型胸腺瘤。不过，AB 型胸腺瘤常缺失 Hassall 小体，而几乎 50% 的 B1 型胸腺瘤都可见到这一结构。AB 型胸腺瘤中，淋巴丰富区的上皮细胞常呈梭形或椭圆形。50% 的 AB 型胸腺瘤中可见上皮细胞有 CD20 的表达，这一现象未见于 B1 型胸腺瘤。

• A 型胸腺瘤　A 型胸腺瘤不含或含很少量的 TdT（+）的 T 细胞，或在 10% 或更少的区域中存在中等量的 TdT（+）的 T 细胞。在大于 10% 区域中存在中等量的 TdT（+）T 细胞或任意区域中出现不可计数的 TdT（+）的 T 细胞时，则应诊断为 AB 型胸腺瘤。

• 微结节性胸腺瘤　微结节型胸腺瘤内有淋巴细胞丰富的区域（局部类似 A 型或 AB 型），但淋巴细胞丰富的区域无上皮细胞，而 AB 型胸腺瘤中 TdT（+）的 T 细胞总是和 CK（+）的上皮细胞混杂存在。

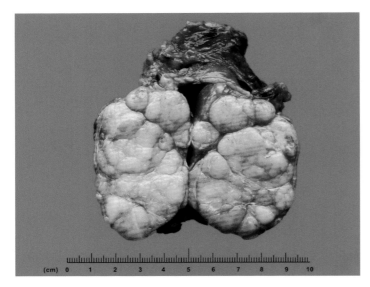

图 2-5-1

AB 型胸腺瘤。通常包膜完整，切面可见由白色纤维带分隔而成的大小不等的结节

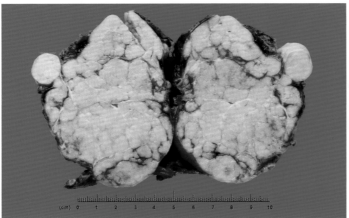

图 2-5-2

AB 型胸腺瘤。切面可见大小不等的结节，质地较硬，灰白或淡黄色

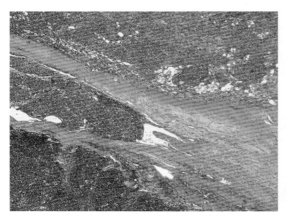

图 2-5-3 · A 型区和淋巴细胞丰富区两种成分形成不连续的分隔结节

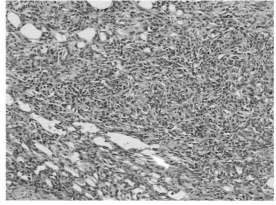

图 2-5-4 · 为图 2-5-3 的 A 型区。组织学结构多样，可见大小不一的囊样结构，梭形细胞排列成实性片状、席纹状结构

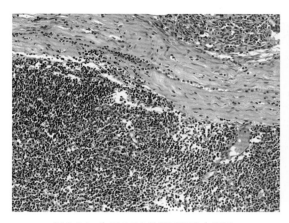

图 2-5-5 · 为图 2-5-3 的淋巴细胞丰富区。
大量的淋巴细胞中见梭形或椭圆形上皮细胞

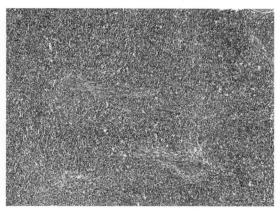

图 2-5-6 · AB 型胸腺瘤。淋巴细胞丰富区见有纤长的
成纤维细胞样的梭形细胞束

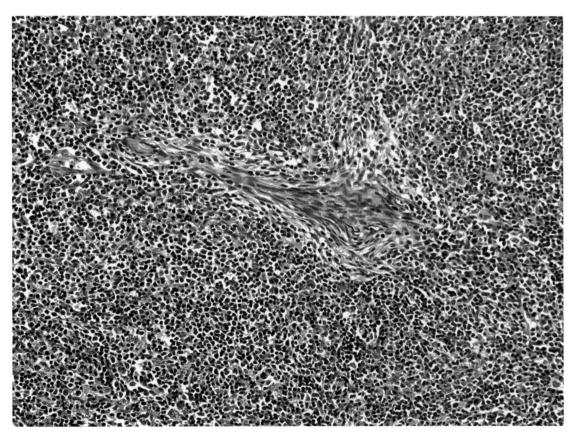

图 2-5-7 · 为图 2-5-6 的放大图。混杂在淋巴细胞
丰富区中见短束状纤长梭形上皮细胞

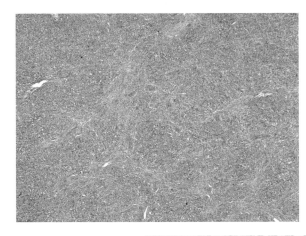

图 2-5-8
AB 型胸腺瘤。A 型区与淋巴细胞
丰富区相互混杂

图 2-5-9
为图 2-5-8 的放大图。A
型成分表现为纤长的成纤
维细胞样的梭形细胞束，
混杂在淋巴细胞丰富区中

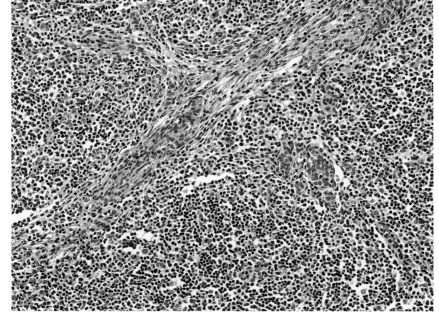

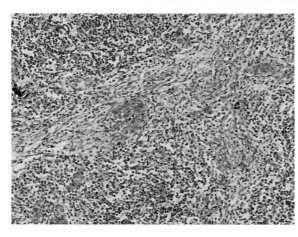

图 2-5-10
AB 型胸腺瘤。淋巴细胞丰富区中
上皮 CK 表达强阳性，A 型区的梭
形上皮 CK 呈弱阳性

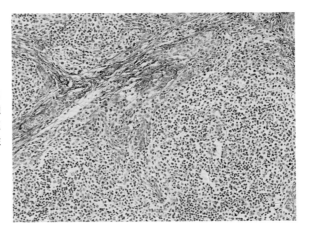

图 2-5-11
A 型区纤长的成纤维细胞样细胞
EMA 染色阳性，而淋巴细胞丰富区
中的上皮细胞很少阳性

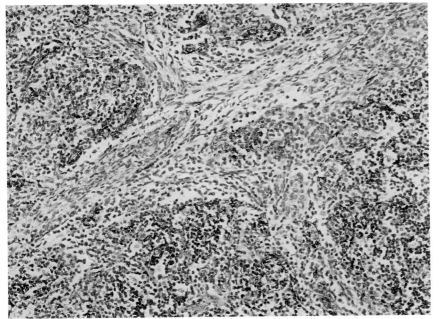

图 2-5-12
淋巴细胞丰富区中上皮细
胞 CD20 强阳性

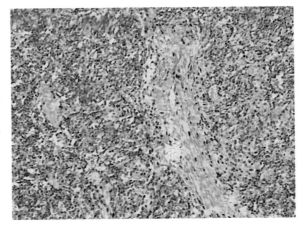

图 2-5-13
淋巴细胞丰富区和 A 型区可见不同
比例的 TDT 阳性的未成熟 T 细胞

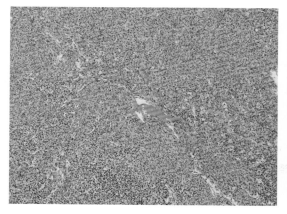

图 2-5-14 · 图下方 A 型区出现较多淋巴细胞

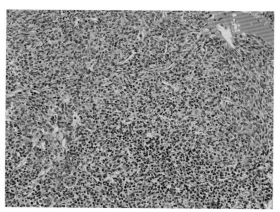

图 2-5-15 · 为图 2-5-14 放大图。可见较多淋巴细胞

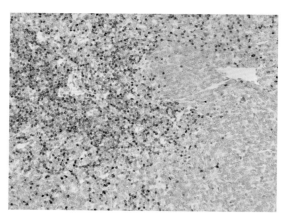

图 2-5-16 · A 型区见不可计数的 TdT（+）的 T 淋巴细胞，
应诊断为 AB 型胸腺瘤

点评

（1）AB 型胸腺瘤是最常见的胸腺肿瘤，其肿瘤切面由白色纤维带分隔而成的大小不等的结节是其最大特征。

（2）在组织学上，肿瘤是由淋巴细胞较少、其组织学形态和细胞特征类似于 A 型胸腺瘤样的成分和富于淋巴细胞、其组织学形态和细胞特征类似于 B 型胸腺瘤样的成分混合组成，但应注意两种成分比例常有很大差异。

（3）最常见的误诊是因肿瘤主要由富于淋巴细胞的区域组成，诊断者因 A 型区域成分较少而忽略其存在，故将其误诊为 B 型胸腺瘤。

第三章

少见类型胸腺瘤

第一节
化生型胸腺瘤

邵晋晨　张杰

一、定义

化生型胸腺瘤（metaplastic thymoma）是一种表现为双相性结构的胸腺瘤，由相互吻合的上皮岛和束状梭形细胞组成。

二、临床特征

是一种少见的胸腺肿瘤，发生于成人，男女发病比率为 3:1。患者多无症状，偶然发现前纵隔肿块，不伴重症肌无力。

三、病理学特征

1. 巨检特点　肿瘤包膜完整、境界清楚，但可有出芽浸润。文献报道肿瘤最大径 6~16 cm，切面均质、灰白色，质地硬（图 3-1-1）。

2. 镜下特点　肿瘤表现为双相性结构，由相互吻合的上皮岛和束状梭形细胞混合组成。上皮岛呈宽小梁状，常形成漩涡状结构，上皮岛内或周围可见胶原纤维细支。梭形细胞呈短束状或车辐状，与上皮岛有明显的分界或与之逐渐融合（图 3-1-2、图 3-1-3）。通常上皮成分或梭形细胞成分细胞形态温和，均罕见核分裂象（在罕见的复发病例中梭形细胞偶可出现核异型性和核分裂象）。在上皮成分中一些细胞可以出现大的泡状核、大而深染的核或核内假包涵体（图 3-1-4）。上皮细胞和梭形细胞的比例在同一个肿瘤的不同区域或不同病例中变化很大。淋巴细胞一般稀少，偶尔有病例中可出现少量小淋巴细胞和浆细胞浸润。

3. 免疫组化特征　上皮细胞 CK 强阳性，EMA 局灶阳性或表达不定，CD5 阴性。梭形细胞 CK 阴性或局灶阳性（图 3-1-5），EMA 阳性（图 3-1-6），Vimentin 阳性，CD20 阴性。肿瘤内 T 淋巴细胞 TDT 阴性。

4. 鉴别诊断

• A 型和 AB 型胸腺瘤　A 型胸腺瘤和 AB 型胸腺瘤中的 A 型区域可能与化生型胸腺瘤的束状梭形细胞成分混淆，但 A 型和 AB 型胸腺瘤中都不会出现相互吻合的上皮岛，无双相性结构，可与之鉴别。

• 肉瘤样癌　肉瘤样癌表现为肉瘤样和癌的成分相互混合，呈浸润性生长，常伴大片状的凝固性坏死区，肿瘤细胞有明显的异型性，核分裂象易见。

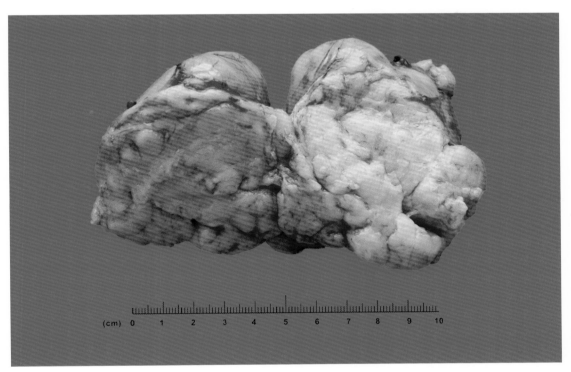

图 3-1-1 · 化生性胸腺瘤大体照。
肿瘤包膜完整、境界清楚、质地硬

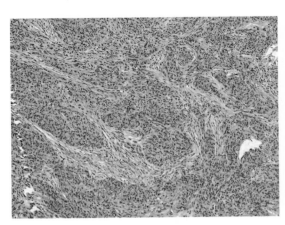

图 3-1-2 · 化生性胸腺瘤。由相互吻合的上皮岛和
束状梭形细胞混合组成

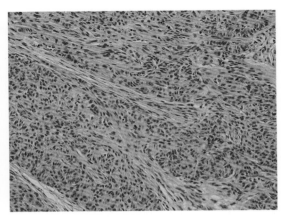

图 3-1-3 · 为图 3-1-2 的放大图。上皮岛呈宽小梁状，形成
漩涡状结构，梭形细胞呈短束状或车辐状，部分与上皮岛
有明显的分界，部分与上皮岛逐渐融合

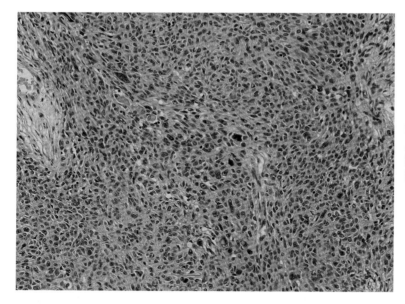

图 3-1-4
上皮成分中一些细胞可以出现大的泡状核、大而深染的核或核内假包涵体（HE）

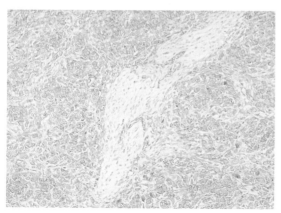

图 3-1-5 · 肿瘤性上皮细胞 CK 阳性，梭形细胞仅局灶阳性

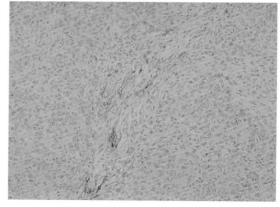

图 3-1-6 · 肿瘤性梭形细胞 EMA 阳性，上皮细胞则基本不表达

点评

（1）化生型胸腺瘤巨检境界清楚，细胞形态温和。

（2）因其具有双相性结构，注意与肉瘤样癌相鉴别，后者侵袭性强，预后差。

第二节
伴有淋巴样间质的微结节型胸腺瘤

朱蕾　张杰

一、定义

伴有淋巴样间质的微结节型胸腺瘤（micronodular thymoma with lymphoid stroma，MNT）是一种器官样结构的胸腺上皮性肿瘤，其特征是丰富的淋巴细胞间质将肿瘤性上皮细胞分隔成多发性上皮性结节。

二、临床特征

好发于中老年，绝大部分位于前纵隔，临床表现常与肿瘤大小和局部扩展有关，极少伴有重症肌无力。

三、病理学特征

1. 巨检特征　肿瘤常为实性，境界清楚，切面灰白，质地均匀或可见大小不等的结节状外观（图 3-2-1、图 3-2-2），有时可有大小不一的囊形成。

2. 组织学特征　多发性散在或局部融合的上皮性结节被丰富的淋巴细胞间质分隔（图 3-2-3），其中可见具有生发中心的淋巴滤泡及数量不等的浆细胞（图 3-2-4、图 3-2-5）。上皮结节内也可见散在淋巴细胞。瘤组织中不见胸腺小体和血管周围间隙。

3. 肿瘤细胞学特征　上皮性结节由温和的梭形或卵圆形细胞组成，核卵圆形，核仁不明显，核分裂象少或无（图 3-2-6）。

4. 免疫组化特征

• 上皮细胞　表达 CK（图 3-2-7~ 图 3-2-9）、CK5/6、CK19、P63；一般不表达 CD20。

• 淋巴细胞　多数为 CD20 阳性的 B 细胞（图 3-2-10），但成熟的 CD3（+）、CD5（+）的 T 细胞可局灶地超过 B 细胞。而且未成熟的 CD1a（+）、TDT（+）的 T 淋巴细胞主要位于上皮性微结节边缘或散在分布于结节内（图 3-2-11）。

5. 鉴别诊断

• AB 型胸腺瘤　MNT 和 AB 型胸腺瘤都是由梭形或卵圆形上皮细胞构成，间质富于淋巴细胞，且都可伴有淋巴滤泡。但 MNT 肿瘤性上皮细胞一般呈结节状或融合的结节状分布，而 AB 型胸腺瘤的上皮细胞一般呈条索状或弥漫成片分布；更重要的是 MNT 富于淋巴细胞区没有上皮，且该区主要是由 CD20（+）的 B 细胞组成。而 AB 型胸腺瘤虽也可含有淋巴滤泡，但淋巴滤泡外的富于淋巴细胞的区域混杂有上皮细胞，且该区可见大量的 TDT（+）的不成熟淋巴细胞。

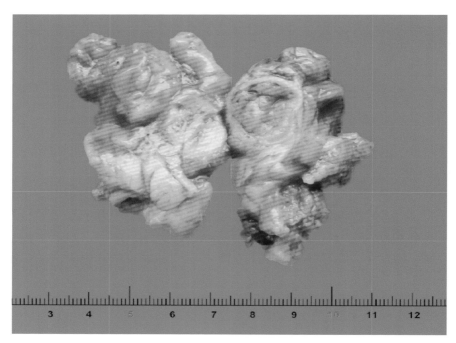

图 3-2-1 · MNT：大体表现为境界清楚的肿块，
切面灰白，质地均匀

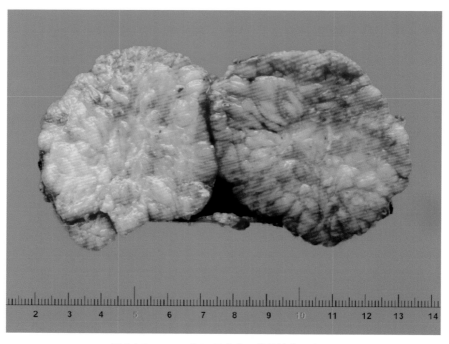

图 3-2-2 · MNT：切面见大小不等的结节状外观，
质地较硬，但无明显的纤维条索分隔

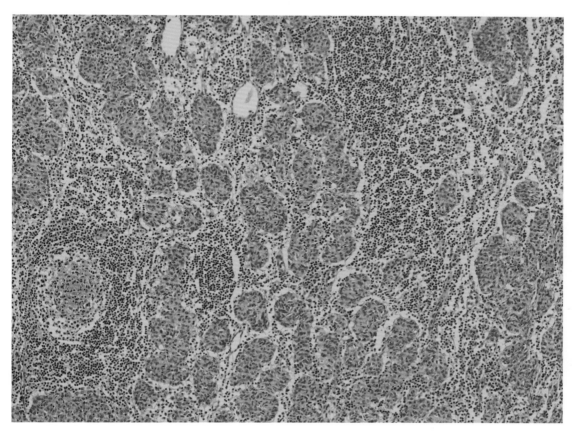

图 3-2-3 · MNT 中肿瘤性上皮细胞呈散在多发的结节分布

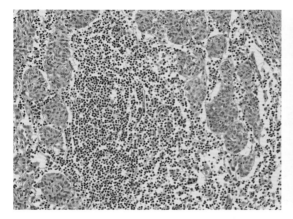

图 3-2-4 · MNT 中肿瘤性上皮细胞结节之间
分布有淋巴细胞

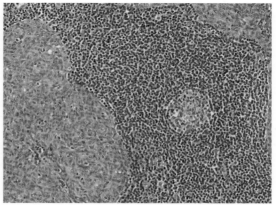

图 3-2-5 · 淋巴细胞区域局部见淋巴滤泡形成

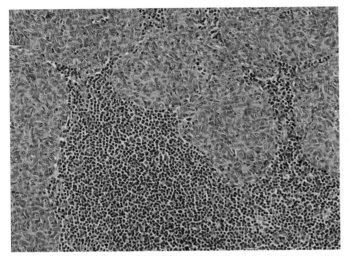

图 3-2-6

上皮性微结节由看似温和的梭形细胞组成

图 3-2-7

CK 染色显示 MNT 中肿瘤性上皮细胞呈微结节或融合的结节分布

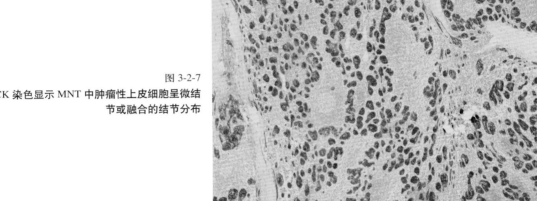

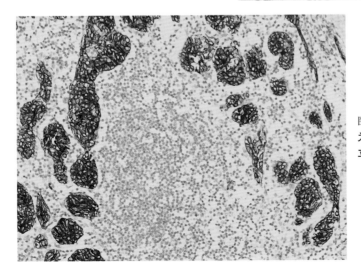

图 3-2-8

为图 3-2-7 的放大图。上皮细胞结节相对独立，其间的淋巴细胞区内无上皮细胞

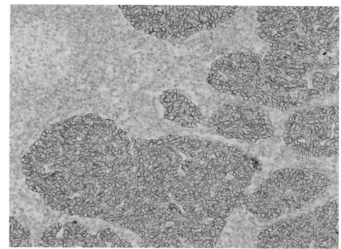

图 3-2-9
CK 染色显示 MNT 中结节之间无上皮细胞分布

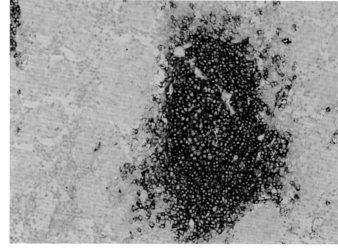

图 3-2-10
CD20 染色显示微结节之间可见 B 淋巴细胞伴淋巴滤泡形成

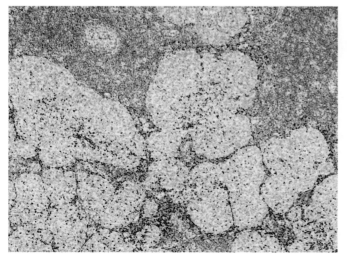

图 3-2-11
TdT 染色显示不成熟的 T 淋巴细胞主要位于上皮性微结节边缘或散在分布于结节内

点评

（1）MNT 特征是丰富的淋巴细胞间质将肿瘤性的胸腺上皮细胞分隔成多发的上皮性结节。

（2）MNT 富于淋巴细胞区没有上皮，且该区主要是由 CD20（+）的 B 细胞组成。

第三节
胸腺脂肪瘤和脂肪纤维腺瘤

李晟磊

胸腺脂肪瘤

一、定义

胸腺脂肪瘤（thymolipoma）是发生于胸腺的脂肪瘤。此瘤包膜完整，肿瘤体积可以较大。X线表现常似心脏增大或隔离肺等。

二、临床特征

可见于任何年龄，以成人多见，可单发，也可多发。绝大多数无症状，少数可伴重症肌无力、再生障碍性贫血和甲状腺功能亢进。

三、病理学特征

1. 巨检特点　肿瘤大体上与一般脂肪瘤类似，大小不等，多呈分叶状，有包膜，质柔软，切面淡黄色，可有灶性灰白色区。

2. 组织学特征　肿瘤主要由分化基本成熟的脂肪组织构成，局部可见少量残留的胸腺组织。诊断需结合大体检查所见。较大而病程长的脂肪瘤，有的可发生软骨或骨化生，也可有坏死和钙化。

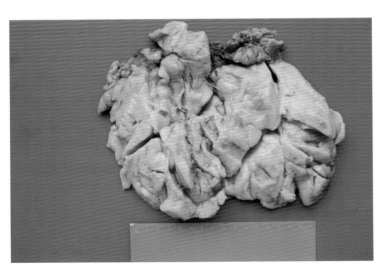

图 3-3-1
肿瘤有菲薄的包膜，质柔软，切面淡黄色

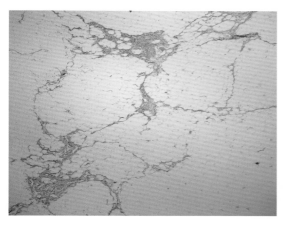

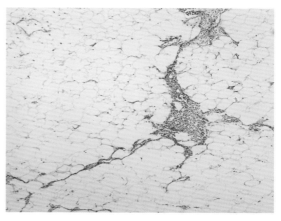

图 3-3-2 · 肿瘤主要由分化基本成熟的脂肪组织构成　　　图 3-3-3 · 分化成熟的脂肪组织中可见少量残留胸腺组织

胸腺脂肪纤维腺瘤

一、定义

胸腺脂肪纤维腺瘤(thymic lipofibroadenoma)是一种罕见的胸腺瘤亚型，多见于成年男性，发病中位年龄 25 岁，多见于前上纵隔，肿瘤生长缓慢，常可伴发于其他亚型胸腺肿瘤周围。

二、临床特征

多数可有胸闷、气短及呼吸困难等症状，大多无重症肌无力表现，肺通气功能一般正常。

三、病理学特征

1. 巨检特点　灰白、灰黄色，部分区域见薄层纤维包膜，与周围组织界限清楚，切面灰黄、灰褐色，质较韧。

2. 组织学特征　瘤组织由成熟脂肪组织和增生的纤维组织构成，纤维组织呈宽带状和实片状不均匀穿插在脂肪组织中，部分胶原化、透明变性。纤维和脂肪组织内散在较多梁索状和巢团状的上皮成分，上皮细胞呈卵圆形或多角形，胞质中等量，嗜伊红色，核卵圆形，大小一致，可见核仁。纤维和脂肪组织内可见几个同心圆样上皮细胞团和微囊结构，间质散在少量淋巴细胞和单核细胞。

3. 免疫组化特征　上皮成分 EMA 和 CK-L（+），脂肪组织 S-100（+），纤维组织 Vimentin（+）。

4. 鉴别诊断

• 胸腺脂肪瘤（thymolipoma）　胸腺脂肪瘤也是一种罕见的纵隔胸腺肿瘤，其发病机制不明。胸腺脂肪瘤可合并重症肌无力及自体免疫紊乱，提示胸腺脂肪瘤和胸腺瘤可能存在一定的关系。瘤组织中无瘤性上皮和纤维组织是与胸腺脂肪纤维腺瘤的鉴别点。肿瘤有完整的包膜，瘤组织由大量成熟的脂肪组织和部分分化良好的胸腺组织构成，后者含有淋巴细胞和胸腺小体，其中以淋巴细胞为主，上皮样细胞量少，主要构成胸腺小体。胸腺组织散在分布于脂肪组织中，两者约各占一半。

• *硬化性脂肪肉瘤（sclerosing liposarcoma）*
硬化性脂肪肉瘤属于中间型脂肪源性肿瘤，

是一种少见的分化较好的脂肪肉瘤，由成熟的脂肪细胞和散在于致密胶原纤维束间的核深染的不典型细胞构成。

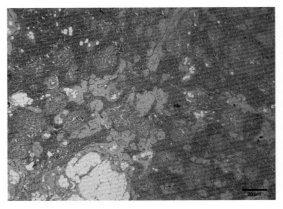

图 3-3-4 · 胸腺脂肪纤维腺瘤。由成熟的脂肪组织和部分分化良好的胸腺组织构成，后者含有淋巴细胞和胸腺小体

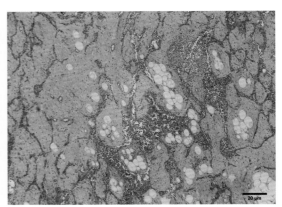

图 3-3-5 · 胸腺脂肪纤维腺瘤。
形态酷似乳腺的纤维腺瘤

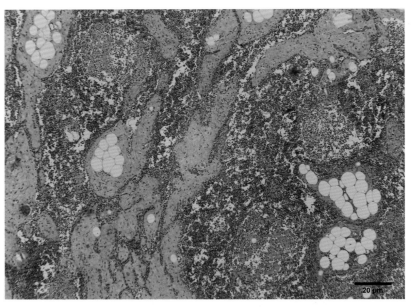

图 3-3-6 · 胸腺脂肪纤维腺瘤。纤维和脂肪组织内
散在较多梁索状和巢团状的上皮成分

点评 胸腺脂肪纤维腺瘤是一种比较罕见的生物学行为呈良性过程的胸腺瘤。形态上与乳腺纤维腺瘤酷似，但其结构特点又比乳腺纤维腺瘤复杂。成熟的脂肪组织不均匀、杂乱分布是其特点。

第四节
异位错构瘤型胸腺瘤

李晟磊

一、定义

异位错构瘤型胸腺瘤（ectopic hamartomatous thymoma）又称为腮原基混合瘤（branchial anlage mixed tumor），大多见于成年男性，年龄范围 19~79 岁，发病中位年龄 45 岁，基本见于颈部锁骨上、胸骨上和胸骨前表浅和深部软组织，肿瘤生长缓慢，病程周期长。其生物学行为属于良性肿瘤，但个别病例报道上皮细胞可以发生癌变。

二、临床特征

多数没有明显的临床症状，无痛性柔软肿块，无重症肌无力表现，不易引起患者注意，生长慢，病程长，可几个月到数年，因而多是在无意中发现。临床多误诊为囊肿、脂肪瘤、甲状腺肿或淋巴结肿大等。CT 或 MRI 常表现为混合性脂肪和软组织密度影构成的界限清楚的异质性肿块。

三、病理学特征

1. 巨检特点　肿瘤包膜完整，界限清楚，大小不一，圆形或椭圆形（图 3-4-1），直径 2~10 cm，大的可达 20 cm。切面实性，质地中等或软、韧，灰红或灰白色，部分可有囊实性区。

2. 组织学特征　肿瘤由梭形细胞、上皮细胞、脂肪细胞共同组成（图 3-4-2）。梭形细胞形态较温和，类似成纤维细胞，呈束状、编织状或席纹状排列，局部可呈嗜酸性。上皮细胞多无异型，常为非角化鳞状上皮，巢团状或岛屿状排列，也可呈条索状排列，似造釉细胞瘤或汗腺样腺瘤，部分相互吻合成纤细网格状；多数病例伴有或多或少的腺管结构，管腔内含有嗜酸性分泌样物质，部分管周可见类似肌上皮细胞；少数病例形成扩张的囊腔，内衬上皮内含杯状细胞。梭形细胞和上皮细胞交界处可见两者细胞形态之间的移行。脂肪组织分化成熟，呈不规则分布（图 3-4-3~ 图 3-4-6）。

3. 免疫组化特征　上皮细胞表达 CK（AE1/AE3）、CK5/6、P63、CK19、EMA，腺管样上皮还表达 CK7、CK8/18；梭形细胞区可表达 SMA、CD34、Vimentin（图 3-4-7、图 3-4-8），部分表达 Calponin，但 CK、S-100、Desmin 等阴性。

4. 鉴别诊断

• 伴有胸腺样成分的梭形细胞肿瘤（spindle cell tumor with thymus-like elements，SETTLE） 好发于青年，平均年龄 15 岁，两性无明显差异。肿瘤多位于甲状腺周围，由梭形细胞和黏液上皮形成的腺腔混合组成，部分可见较多核分裂或坏死，可发生转移。

• 双相型滑膜肉瘤（biphasic synovial sarcoma，SS） 由比例不等的上皮样细胞和梭形成纤维细胞样细胞组成，上皮样细胞和梭形细胞之间也有移行，上皮样细胞常形成腺样结构，腔内也可见嗜酸性分泌样物，但梭形细胞异型明显，多不表达 SMA，上皮为非鳞状上皮形态；肿瘤存在 SYT-SSX 融合基因。

• 软组织混合瘤（mixed tumor of soft tissue） 由上皮细胞和肌上皮细胞混合构成，上皮细胞可呈巢状、条索状排列，可见导管形成，肌上皮可以梭形，也可为浆细胞样，但肿瘤内不含脂肪组织，且部分病例含有骨或软骨样组织。

• 上皮样恶性周围神经鞘膜瘤（epithelioid malignant peripheral nerve sheath tumor，EMPNST） 由上皮样细胞和梭形细胞组成，两者之间也有移行，但梭形细胞异型性明显，核分裂多见，两种细胞免疫组化均表达 S-100。

• 囊性畸胎瘤（cystic teratoma） 上皮细胞、梭形细胞和脂肪细胞可以同时存在，但多分化良好，组织学更复杂，部分可见骨、软骨、神经等成分，上皮细胞可以为鳞状上皮，也可为腺上皮，但鳞状上皮多为角化鳞状上皮。

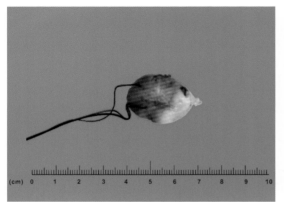

图 3-4-1 · 异位错构瘤型胸腺瘤。
肿瘤包膜完整，界限清楚

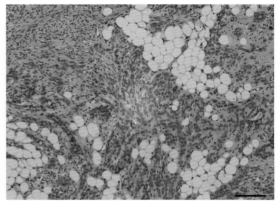

图 3-4-2 · 异位错构瘤型胸腺瘤。肿瘤由梭形细胞、
上皮细胞、脂肪细胞共同组成

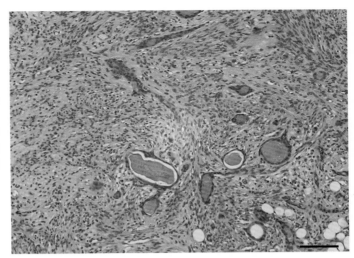

图 3-4-3
异位错构瘤型胸腺瘤。上皮细胞多无异型，常为非角化鳞状上皮，巢团状或岛屿状排列，也可呈条索状排列，似造釉细胞瘤或汗腺样腺瘤

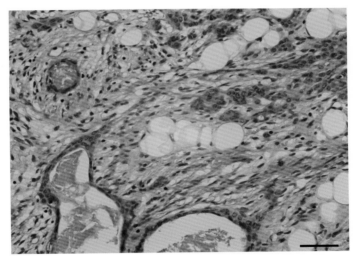

图 3-4-4
异位错构瘤型胸腺瘤。梭形细胞形态较温和，类似成纤维细胞，呈束状、编织状或席纹状排列，局部可呈嗜酸性

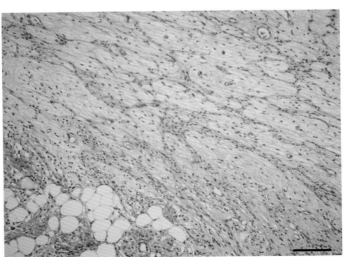

图 3-4-5
异位错构瘤型胸腺瘤。梭形细胞间见脂肪组织，分化成熟，呈不规则分布

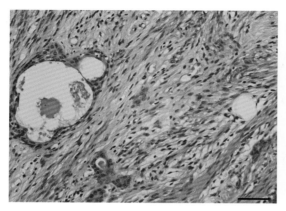

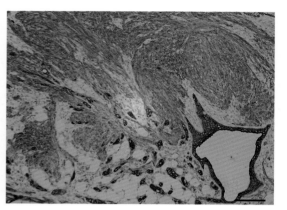

图 3-4-6 · 异位错构瘤型胸腺瘤。多数病例伴有腺管结构，管腔内含有嗜酸性分泌样物质，部分管周可见类似肌上皮细胞；少数病例形成扩张的囊腔

图 3-4-7 · 异位错构瘤型胸腺瘤。Uimentin 阳性表达

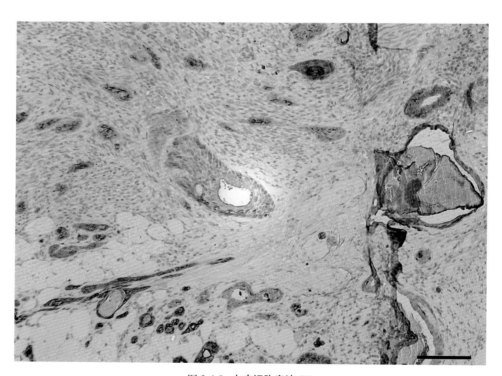

图 3-4-8 · 上皮细胞表达 CK

点评　异位错构瘤型胸腺瘤是一种少见的只发生在颈部的肿瘤，属于良性肿瘤，肿瘤境界非常清楚，完整剥离后预后良好。肿瘤由梭形细胞、上皮细胞、脂肪细胞共同组成，虽然结构复杂，但镜下观几种成分均分化成熟，无异型。

第五节
硬化性胸腺瘤

李晟磊　张杰

一、定义

硬化性胸腺瘤（sclerosing thymoma）是一种罕见的胸腺瘤亚型，广泛纤维间质透明变性是此病的主要特征，发病年龄10~73岁，基本见于前上纵隔，肿瘤生长缓慢，多为偶然发现。

二、临床特征

患者可有胸痛和呼吸困难症状，少部分患者有重症肌无力症状。患者大多是通过常规胸部 X 线片检查发现的肿瘤。

三、病理学特征

1. 巨检特点　肿瘤灰白、灰红，质地坚硬（图 3-5-1），包膜大多不完整，大小5~10 cm。

2. 组织学特征　广泛的透明变性及硬化是该亚型胸腺瘤的最主要特征，这些区域通常占肿瘤组织的绝大多数。上皮性肿瘤细胞呈岛状或裂隙状分散在透明变性及硬化区内，上皮细胞没有细胞异型性及核分裂象（图 3-5-2、图 3-5-3），部分区域可见梭形上皮细胞。在硬化性间质内可见含有胆固醇结晶的肉芽肿，一些区域可见钙化。

3. 免疫组化特征　上皮成分可表达CK（图 3-5-4）、P63、CK5/6、CK19，肿瘤中未成熟 T 淋巴细胞 TDT 阳性表达（图3-5-5）。

4. 鉴别诊断

• 硬化性纵隔炎(sclerosing mediastinitis)　硬化性纵隔炎局部可出现炎性改变。它的一个重要特征是出现透明变的胶原纤维仅有炎性改变，而硬化性胸腺瘤却是透明样胶原纤维包裹上皮细胞和淋巴细胞。另外，梭形上皮细胞并不会出现在硬化性纵隔炎中。

• 孤立性纤维性肿瘤（solitary fibrous tumor）　组织形态学特征是肿瘤细胞排列形态多样化，呈不定型排列，部分区域瘤细胞排列呈血管外皮瘤结构。其基本的镜下形态特点是细胞高密度区域与低密度区域交替出现，其各区域胶原纤维与梭形瘤细胞按不同比例搭配。另外，在免疫组化上的区别为：孤立性纤维性肿瘤角蛋白表达阴性，CD34、CD99、BCL-2 阳性表达。

• 淋巴细胞减少型霍奇金淋巴瘤

（lymphocyte depleted Hodgkin lymphoma） 部分病例以弥漫纤维化为主，伴有少量淋巴细胞和 R-S 细胞，但不会出现胸腺瘤的上皮细胞，免疫组化上皮标记可明确诊断。

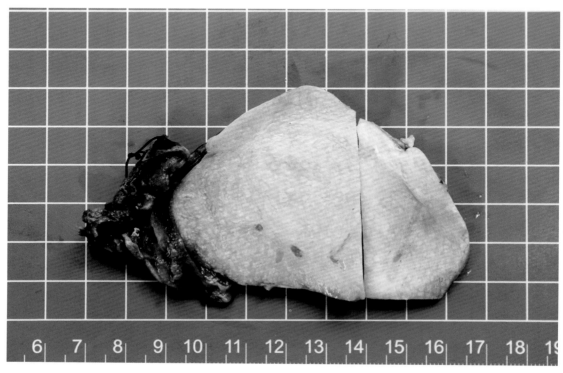

图 3-5-1 · 硬化性胸腺瘤。灰白、灰红，
质地坚硬，包膜大多不完整

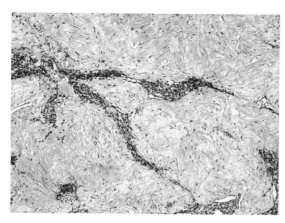

图 3-5-2 · 硬化性胸腺瘤。广泛的透明变性及硬化是
该亚型胸腺瘤的最主要特征

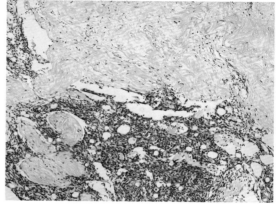

图 3-5-3 · 硬化性胸腺瘤。广泛而密集硬化的胶原组织是
瘤质地坚硬的主要原因

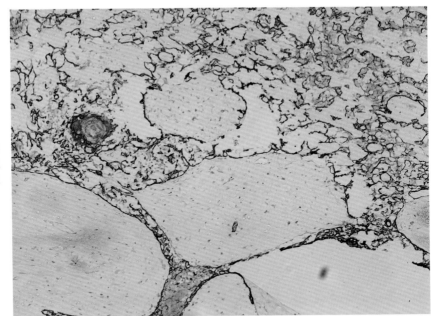

图 3-5-4
硬化性胸腺瘤。上皮细胞
CK 阳性表达

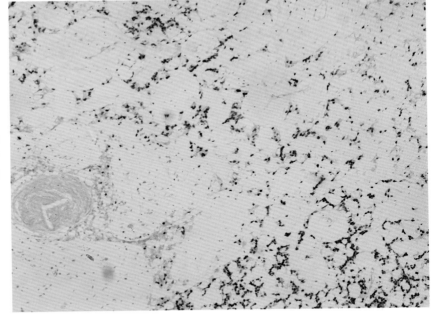

图 3-5-5
硬化性胸腺瘤。未成熟 T
淋巴细胞 TDT 阳性表达

点评 硬化性胸腺瘤非常罕见，弥漫硬化的主要病变特点容易导致误诊为其他（如孤立性纤维性肿瘤、霍奇金淋巴瘤等）伴随有硬化性改变的病变。因此，检查是否有上皮细胞巢是诊断的重要手段。广泛取材，一般都可查见有经典胸腺瘤的典型区域。

第六节
微小胸腺瘤

李晟磊

一、定义

微小胸腺瘤（microscopic thymoma）通常是多灶的、局限的或者肉眼检查没有明显的肿瘤，主要发生在重症肌无力患者。肿瘤的直径小于 1 mm，男性略多于女性，发病中位年龄 42 岁，基本见于因重症肌无力而手术的患者，大多是在增生的胸腺组织内查见。

二、临床特征

多数患者有重症肌无力病史，乙酰胆碱受体抗体阳性。胸部 CT 不能发现微小胸腺瘤。这些重症肌无力患者即使胸部 X 线检查胸腺正常，胸腺切除术后标本的组织学检查也能发现微小胸腺瘤。

三、病理学特征

1. 巨检特点　大体观，没有肿瘤的迹象，与胸腺组织增生相似，切开常带有脂肪组织，切面在灰黄的脂肪组织背景下常可见灰褐色、棕色及出血区域。

2. 组织学特征　肿瘤体积非常小，一般小于 1 mm，大多数直径为 0.2~0.4 mm。镜下见在脂肪或增生的胸腺组织内有多灶或孤立的小团上皮细胞为主要成分的小的、明显的、结节状的区域。肿瘤细胞呈卵圆形或者多边形，胞质边界清，泡状核、卵圆形核，有一个或多个核仁，多酷似 A 型胸腺瘤的上皮细胞成分。肿瘤细胞巢内一般无淋巴细胞。

3. 免疫组化特征　肿瘤细胞表达除 CK20 以外的大多数角蛋白，如 CK（AE1/AE3）、CK7、CK-L、CK19、CK5/6 及 P63。

4. 鉴别诊断

• 滤泡性胸腺增生（follicular thymic hyperplasia，FTH）　MT 与 FTH 在形态上有诸多相似之处，若不能仔细检查所有肉眼可见的非肿瘤性肌无力胸腺组织，常导致漏诊，因此需要做更多的切除胸腺的石蜡包埋组织块以便能发现微小胸腺瘤。有无成团出现的 Hassall 小体是两者的根本区别。

• 胸腺脂肪瘤（thymolipoma）　肿瘤有完整包膜，瘤组织由大量成熟的脂肪组织和部分分化良好的胸腺组织构成。

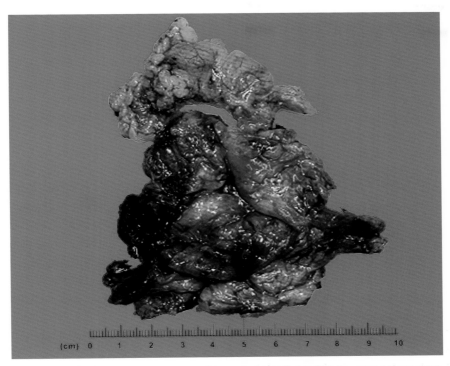

图 3-6-1 · 微小胸腺瘤因肿瘤成分极小且多发生于胸腺组织增生的基础上，因而大体观与胸腺组织增生无异，组织内富含脂肪，呈灰红、棕褐色，常伴出血

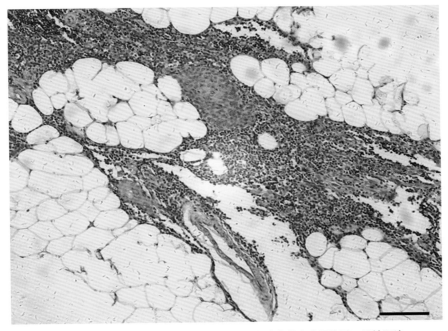

图 3-6-2 · 脂肪组织间的胸腺组织内可见呈巢状分布的上皮细胞团，易被漏诊

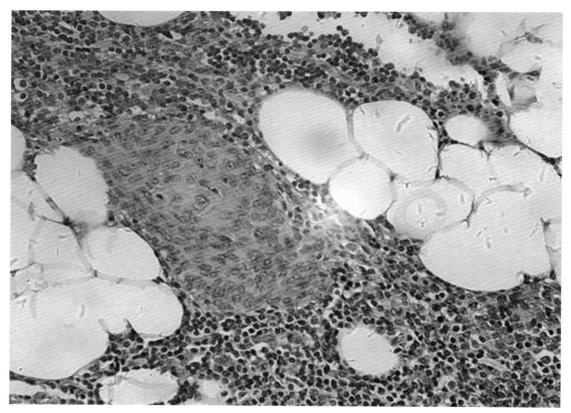

图 3-6-3 · 为图 3-6-2 的放大图。上皮细胞呈卵圆形或多边形，泡状核、卵圆形核，有一个或多个核仁，
多酷似 A 型胸腺瘤的上皮细胞成分。肿瘤细胞巢内一般无淋巴细胞

点评 微小胸腺瘤通常特异地发生在伴随有重症肌无力表现的、影像学特征像胸腺组织增生的患者中，大体检查与滤泡性胸腺增生无异，因此，广泛取材是发现微小病变的最重要手段，病理医生需对有重症肌无力表现的"胸腺组织增生"患者广泛取材，以免漏诊。

第四章

胸腺癌

第一节
胸腺鳞状细胞癌
邵晋晨　张杰

一、定义

胸腺鳞状细胞癌（squamous cell carcinoma）具有与其他器官鳞状细胞癌相似的特征，可有或缺乏明显角化，缺乏胸腺瘤形态和功能的特征，包括：①很少伴发重症肌无力或纯红细胞发育不全等免疫介导的系统性疾病；②缺少未成熟 T 淋巴细胞；③缺乏胸腺瘤独特的组织结构特征如血管周围间隙、灶状髓质分化区、发育不良的胸腺小体等。

二、临床特征

胸腺鳞状细胞癌是胸腺癌中最常见的亚型，男性多于女性，50 岁以上者多见。患者最常见的症状是胸痛，还可出现咳嗽、乏力、食欲减退等症状，有的还会伴发上腔静脉综合征。影像学表现为纵隔肿块，肿瘤体积相对较大，肿瘤内没有明显的分隔和结节状结构。

三、病理学特征

1. 巨检特点　胸腺鳞状细胞癌常无包膜，界限不清，侵犯邻近肺及心包组织。肿瘤质地硬，灰白色，伴有多灶性坏死和出血（图 4-1-1、图 4-1-2）。

2. 组织学特征　肿瘤由大的多角形细胞组成，异型性明显，排列成巢团状，核呈空泡状或深染，核仁明显，胞质嗜酸性（图 4-1-3、图 4-1-4），核分裂数不等，分化较好时出现明显角化和细胞间桥，分化差时无角化和细胞间桥，可见"合体细胞"表现（图 4-1-5）。肿瘤细胞巢之间的纤维间隔宽阔，常可见明显透明变性并将肿瘤分隔成大小不等的小叶（图 4-1-6），肿瘤组织中可见淋巴细胞，主要是成熟 T 细胞，常常混有浆细胞。肿瘤组织一般缺乏胸腺瘤独特的组织结构特征如血管周围间隙等。

3. 免疫组化特征　高分子 CK（+），超过 80% 的胸腺鳞癌表达 CD5 和 CD117（图 4-1-7、图 4-1-8），部分胸腺鳞状细胞癌可单个或混合表达神经内分泌标记物（CD56、Syn、CgA），多呈局灶性阳性。

4. 鉴别诊断

• B3 型胸腺瘤　当上皮细胞异型较大，且淋巴细胞稀少时需与胸腺鳞状细胞癌鉴别，B3 型胸腺瘤有明显的血管周围间隙，并伴随有未成熟 T 细胞，胸腺鳞状细胞癌的纤维分隔大小不规则，多见锐角分隔带并伴有透明样变性，而胸腺瘤的小叶状纤维分隔通常为圆钝状；胸腺瘤中上皮细胞不表达 CD5、CD117。在 2014 年 ITMIG 胸腺肿瘤共识中，基于对传统组织学首要性的认同，当典型的 B3 型胸腺瘤伴有部分 CD5、CD117、GLUT1 及 MUC1 的表达，仍诊断为 B3 型胸腺瘤。同样，组织学上经典的 B3 型胸腺瘤，且 CD5/CD117 为阴性，即使缺少 TDT（＋）的 T 细胞，也应诊断为 B3 型胸腺瘤。

• 肺鳞状细胞癌 胸腺鳞状细胞癌侵犯肺组织和肺鳞状细胞癌累及纵隔的鉴别很困难，需要结合影像学、手术所见及组织形态学加以分析，免疫组化标记 CD5（＋）、CD117（＋）、CD70（＋）是鉴别诊断的关键。

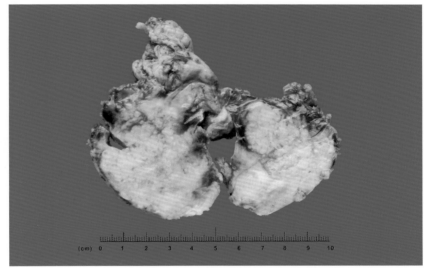

图 4-1-1
胸腺鳞状细胞癌巨检，肿瘤常无包膜，界限不清，侵犯邻近组织，质地硬

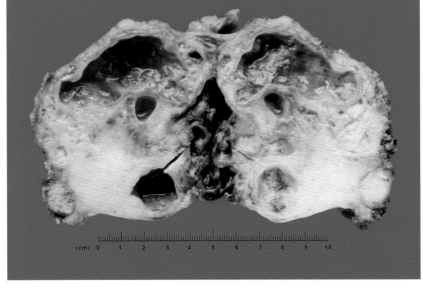

图 4-1-2
胸腺鳞状细胞癌巨检，界限不清，灰白色，伴有多灶性坏死和出血

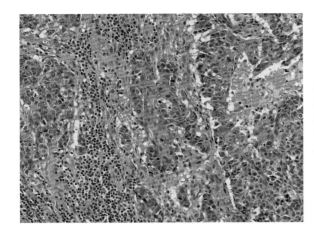

图 4-1-3

胸腺鳞状细胞癌，肿瘤由大的多角形
细胞组成，异型性明显，排列成巢团
状，核呈空泡状或深染，核仁明显，
胞质嗜酸性

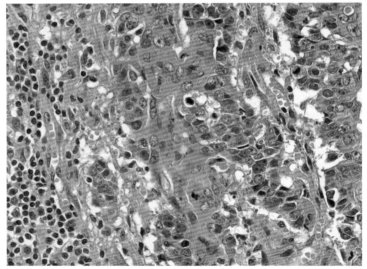

图 4-1-4

为图 4-1-3 的放大图，肿瘤排
列成巢团状，核呈空泡状或
深染，胞质嗜酸性

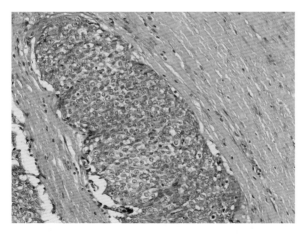

图 4-1-5

鳞状细胞癌，分化差时无角化和细胞
间桥，呈"合体细胞"表现

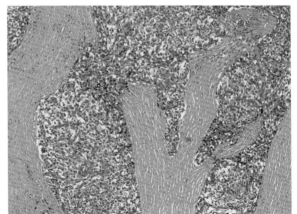

图 4-1-6
胸腺鳞状细胞癌。肿瘤间质纤维常可
见明显透明变性并将肿瘤分隔成大小
不等的小叶

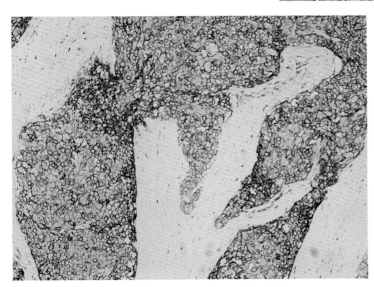

图 4-1-7
胸腺鳞状细胞癌。肿瘤细胞
表达 CD5

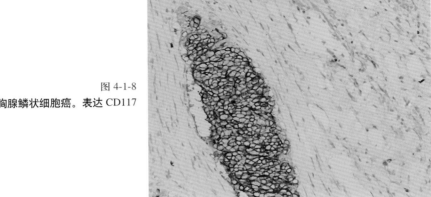

图 4-1-8
胸腺鳞状细胞癌。表达 CD117

点评 (1) 胸腺鳞状细胞癌是胸腺癌中最常见的亚型，肿瘤侵袭性强，常侵犯邻近肺及心包组织。
(2) 大多数胸腺鳞状细胞癌表达 CD5 和 CD117，尤其是 CD5 的表达是其特征性表现。

第二节
胸腺基底细胞样癌

余科科　张杰

一、定义

基底细胞样癌（basaloid carcinoma）是一种由小至中等大并伴有高核质比的瘤细胞呈实体状和囊性乳头状排列组成的胸腺癌，瘤细胞在外周可见有栅栏状排列。

二、临床特征

胸腺基底细胞样癌非常罕见，在众多胸腺癌中，基底细胞样癌仅占 5%，患者可表现与纵隔肿瘤相关的症状，如胸痛或呼吸困难。大约 60% 病例是通过胸部 X 线检查发现该病。在 ITMIG 数据库中，Ⅰ/Ⅱ期病例占 35%，Ⅲ期病例占 35%，Ⅳ期病例占 30%。

三、病理学特征

1. 巨检特点　肿瘤多发生于前纵隔，范围在 2.8~20 cm，肿瘤灰白、灰褐色，实性或囊性，常侵犯周围组织。

2. 组织学特征　肿瘤细胞多呈囊性-乳头状或实巢状排列（图 4-2-1、图 4-2-2），常在肿瘤边缘特征性地显示栅栏状结构（图 4-2-3）。囊性乳头区囊内衬多层肿瘤细胞，有时呈乳头状生长。巢状区类似皮肤或其他部位的基底细胞样癌的形态。

3. 肿瘤细胞学特征　基底细胞样癌由相对单一的小到中等大小的细胞组成，细胞质少，细胞质边界不清。细胞可呈柱状、圆形或卵圆形，或类似梭形细胞。核质比高，深染的圆形或卵圆形核，核仁不明显，核分裂象易见（图 4-2-4）。

4. 免疫组化特征　多数基底细胞样癌表达 CK、P63/P40 以及 CD117（图 4-2-5）。与其他胸腺癌一样，可表达 CD5，但阳性率 <50%，常呈局灶性阳性（图 4-2-6），神经内分泌标记物（NSE、CgA、Syn）一般呈阴性表达。

5. 鉴别诊断　需要与大细胞神经内分泌癌、小细胞癌、腺样囊腺癌、NUT 癌、低分化鳞状细胞癌鉴别。还需要除外其他原发部位基底细胞样癌纵隔转移，特别是上、下呼吸道来源。部分大细胞神经内分泌癌组织学上与本肿瘤可以相似，但其表达神经内分泌标记如 Syn、CgA、NSE、CD56，小细胞癌通常还表达 TTF1。腺样囊腺癌通常不表达 CD117，而低分化鳞状细胞癌与基底细胞样癌很难区分，基底样癌肿瘤细胞偏小、嗜碱性、有栅栏样结构和囊性乳头状排列有助于与鳞癌鉴别。

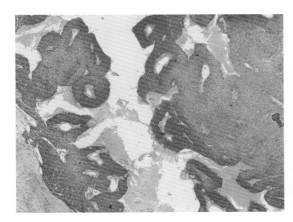

图 4-2-1 · 胸腺基底样癌。
肿瘤呈囊性乳头状排列

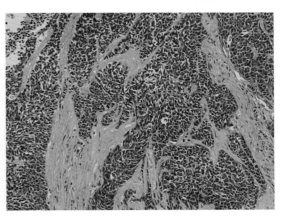

图 4-2-2 · 胸腺基底样癌。肿瘤细胞
排列呈明显的巢状结构

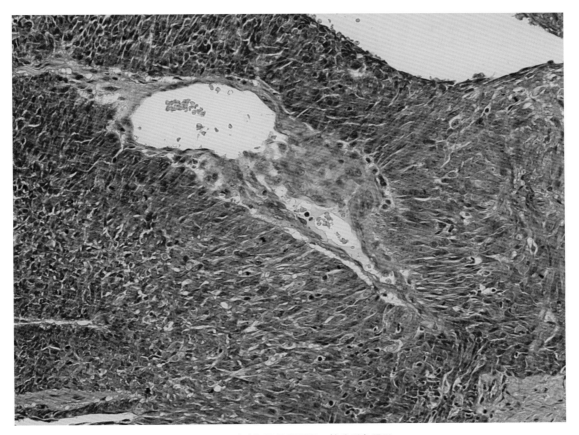

图 4-2-3 · 肿瘤细胞异型明显，核分裂象易见

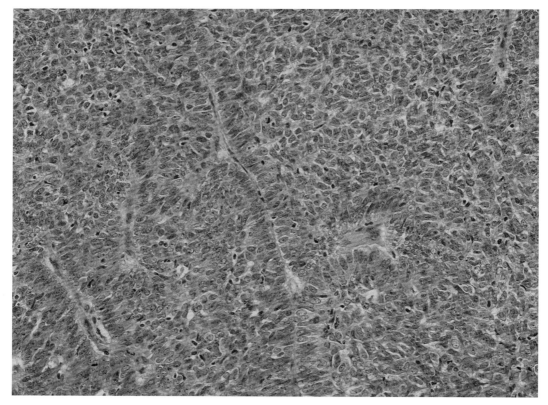

图 4-2-4 · 肿瘤细胞呈栅栏状排列

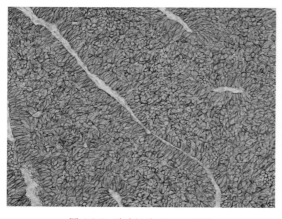

图 4-2-5 · 肿瘤细胞 CD117 阳性

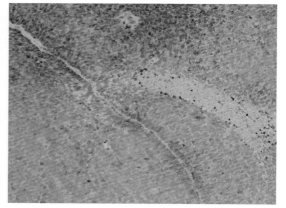

图 4-2-6 · 肿瘤细胞 CD5 局灶阳性

点评
（1）基底样癌是胸腺癌非常少见的亚型，肿瘤侵袭性强，常侵犯邻近肺及心包组织。
（2）肿瘤细胞常呈囊性 - 乳头状、实巢状排列，边缘可见栅栏状结构。
（3）癌细胞相对单一，小到中等大，核分裂象易见。

第三节
胸腺黏液表皮样癌

邵晋晨　张杰

一、定义

胸腺黏液表皮样癌（mucoepidermoid carcinoma）的特征是由鳞状细胞、产生黏液的细胞和中间型细胞混合构成，其组织学形态与其他器官的黏液表皮样癌非常相似。

二、临床特征

胸腺黏液表皮样癌十分少见，占胸腺癌的2%，多发生在老年患者。患者可无明显症状。

三、病理学特征

1. 巨检特点　胸腺黏液表皮样癌切面实性，呈带有光泽的黏液样外观，有纤维分隔，常无明显包膜（图4-3-1）。

2. 组织学特征　黏液细胞形成实团状结构或内衬囊肿，细胞形态温和，呈多角形、柱状或杯状，核分裂象少见，PAS染色强阳性；鳞状细胞通常与黏液细胞混合生长，可以为实性或形成部分囊肿内衬，鳞状细胞呈轻到中度异型，核分裂象罕见；中间型细胞，呈椭圆形或梭形，含有中等量的嗜酸性胞质（图4-3-2~图4-3-4）。

图 4-3-1
胸腺黏液表皮样癌巨检，肿瘤切面实性，呈带有光泽的黏液样外观，无明显包膜

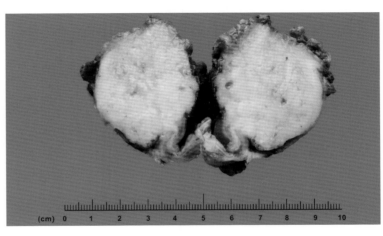

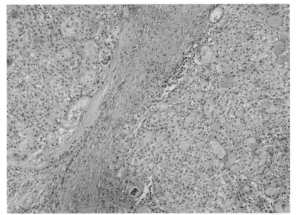

图 4-3-2

黏液细胞形成实团状结构或内衬囊肿，鳞
状细胞通常与之混合生长

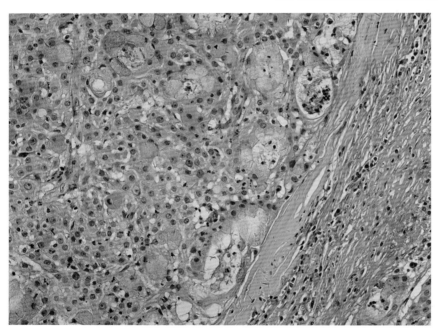

图 4-3-3

为图 4-3-2 的放大图。黏液
细胞呈多角形、柱状或杯
状，鳞状细胞轻 - 中度异型

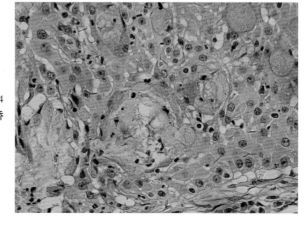

图 4-3-4

黏液细胞旁的鳞状细胞间可见细胞间桥

第四节
胸腺淋巴上皮瘤样癌

王征　张杰

一、定义

胸腺淋巴上皮瘤样癌（lymphoepithelioma-like thymic carcinoma，LELTC）是胸腺癌中少见的组织学类型，被定义为未分化或低分化鳞状细胞癌，伴有显著的淋巴细胞浸润，该类胸腺癌常与 EBV 感染相关。

二、临床特征

LELTC 常见于成人，儿童发生 LELTC 的病例报道不足 15 例。临床上大部分患者出现胸痛、气短、咳嗽、上腔静脉综合征，但出现副肿瘤自身免疫综合征（重症肌无力、多发性肌炎、系统性红斑狼疮、类风湿关节炎）的比例较低。

三、病理学特征

1. 巨检特点　大体表现为实性，切面灰白色或灰黄色，可见坏死、出血区域，肿瘤边界不清，常浸润周围脂肪组织（图4-4-1）。

2. 组织学特征　肿瘤组织排列为相互吻合的片状、条索状及巢状，肿瘤周围及间质内多量单核炎症细胞浸润，以成熟淋巴细胞为主，可见浆细胞（图 4-4-2、图4-4-3）。

3. 肿瘤细胞学特征　肿瘤细胞团呈合胞体样，胞质界限不清，肿瘤细胞体积较大、多角形，胞质嗜酸或嗜双色，泡状核（图 4-4-4），可见一个或多个嗜酸性核仁；核分裂象易见。

4. 免疫组化特征　肿瘤细胞表达 CK（AE1/3）、CK5、CK7、CK8、EMA、CD5及 BCL2 等，CK20、神经内分泌标记阴性，淋巴细胞 CD3 及少量 CD20 阳性，不表达TDT、CD1a 及 CD99。浆细胞表达 CD138，为多克隆性（图 4-4-5~ 图 4-4-7）。

关于 EBV 检测：应用原位杂交方法大约 47% LELTC 检测 EBER 核阳性信号（图 4-4-8），应用免疫组化方法检测 LMP-1（latent membrane protein-1，被认为是 EBV 病毒的一种癌蛋白），也可以提示 EBV 感染。

5. 鉴别诊断

• 胸腺癌　特别在小活检标本中应与B3 型胸腺瘤鉴别，LELTC 肿瘤细胞显示恶性特征，包括核异型性、核分裂，B3 型胸腺瘤通常细胞异型性不明显。此外 LELTC组织中浸润的淋巴细胞以成熟 T 淋巴细胞为主，TDT 及 CD1a 均为阴性。EBV 感染检测也有鉴别意义。

• 其他类型胸腺癌 LELTC 需与其他类型胸腺癌鉴别，如低分化鳞状细胞癌、基底细胞样癌、未分化癌及神经内分泌癌和罕见的微结节癌。当胸腺癌浸润周围组织时，癌周常见反应性、量多少不等的淋巴细胞、浆细胞，应注意不应见到淋巴细胞、浆细胞聚集就诊断 LELTC。LELTC 癌组织无鳞癌或腺癌分化，癌细胞呈合体样，无细胞间桥、泡状核、大红核仁，免疫组化在各类胸腺癌鉴别中有一定意义。

• 经新辅助治疗后胸腺癌 放化疗引起的间质反应，可见多量单核炎症细胞浸润，肿瘤细胞对放化疗后的反应也会出现类似于 LELTC 癌组织的镜下表现（图 4-4-9），结合临床病史、镜下表现及 EBV 检测均有鉴别意义。

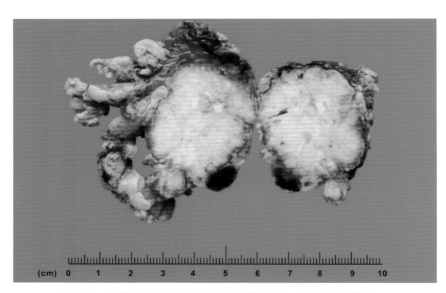

图 4-4-1 · 胸腺淋巴上皮瘤样癌，肿瘤包膜不完整，侵及周围脂肪组织，切面灰白，质地较脆

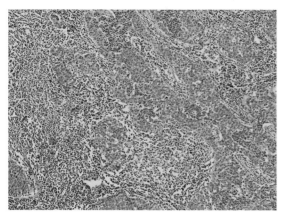

图 4-4-2 · 淋巴样间质内可见癌组织呈巢团状排列

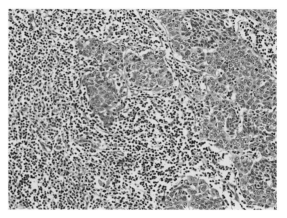

图 4-4-3 · 癌巢周可见多量淋巴细胞、浆细胞浸润

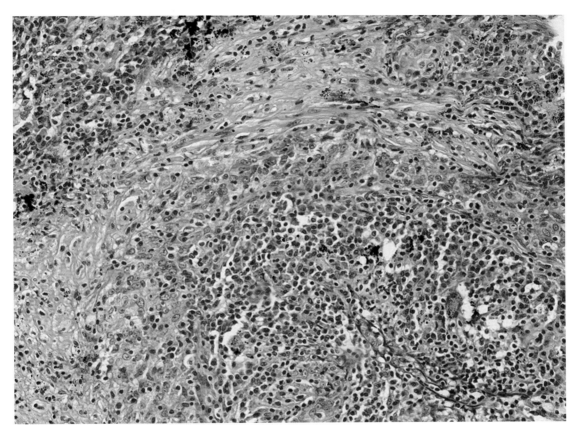

图 4-4-4 · 肿瘤细胞呈合胞体样，胞质界限不清、多角形，胞质嗜酸或嗜双色，泡状核

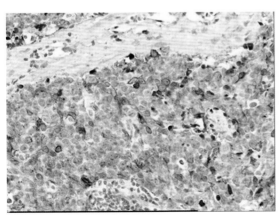

图 4-4-5 · 癌组织 CK 阳性

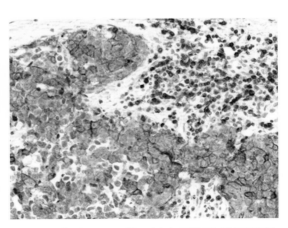

图 4-4-6 · 癌组织 CD5 阳性，癌组织周淋巴细胞显示阳性

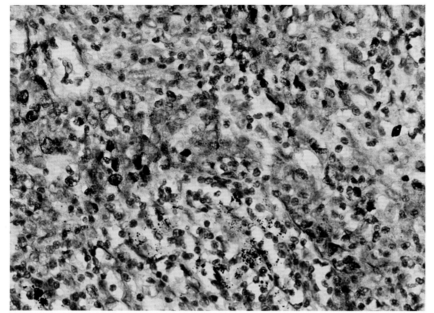

图 4-4-7
癌细胞原位杂交 EBER 核阳性

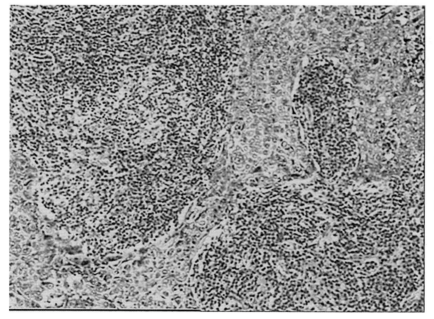

图 4-4-8
胸腺癌新辅助治疗后手术切除标本，癌组织周可见多量淋巴细胞、浆细胞浸润，该患者术前穿刺标本诊断为大细胞神经内分泌癌（神经内分泌标记阳性）

点评 淋巴上皮瘤样癌病理诊断应注意与胸腺瘤及其他类型胸腺癌进行鉴别，肿瘤细胞周围多量成熟淋巴细胞浸润、肿瘤细胞界限不清，呈合胞体状、泡状核、大红核仁及 EBV 病毒感染检测在进行鉴别诊断时有一定意义。

第五节
胸腺腺癌

朱蕾　张杰

一、定义

胸腺腺癌（thymic Adenocarcinoma）的定义为胸腺上皮性恶性肿瘤伴腺样分化和（或）黏液分泌，包括乳头状腺癌、腺样囊性癌样腺癌、黏液腺癌、腺癌-非特殊类型等。文献报道中最常见的是乳头状腺癌和黏液腺癌。

二、临床特征

本病罕见。可有胸痛、咳嗽、呼吸困难等症状或无症状。

三、病理学特征

1. 巨检特征　灰白色，质硬，有时黏液分泌明显（图4-5-1）。

2. 组织学特征

• 腺癌-非特殊类型　不能归入黏液腺癌、乳头状腺癌和腺样囊性癌样腺癌等三种亚型，包括高级别腺癌伴乳头状特征、管状腺癌和乳头状管状腺癌。肿瘤细胞排列呈简单管状、复杂管状及管状乳头状结构，表面衬覆柱状细胞，核多形性明显，腔内见坏死残迹，凝固性坏死常见（图4-5-

2~图4-5-4）。

• 黏液腺癌　类似胃肠道、胰腺、乳腺、肺或卵巢的黏液腺癌。肿瘤产生大量黏液致黏液池产生（肿瘤细胞漂浮其中）或腺管扩张（图4-5-5~图4-5-8）。有时肿瘤呈囊性，可见良性的内衬上皮与腺癌相互移行。

• 乳头状腺癌　肿瘤排列呈管状、乳头状结构。

• 腺样囊性癌样腺癌　肿瘤细胞由基底样细胞构成，形成多少不等的假囊样区域，囊内充满同质性或颗粒样的嗜碱性基膜样物质。

3. 免疫组化特征　腺癌-非特殊类型通常AE1/3阳性，CD5可局灶阳性；黏液腺癌可表达CK20、CDX2、MUC-2、Villin等肠型指标。乳头状腺癌通常AE1/3、EMA、BerEP4阳性；CD5可局灶阳性。腺样囊性癌样腺癌表达高分子CK（34βE12）和P63。

4. 鉴别诊断

• 转移性腺癌　仅凭HE形态一般无法鉴别（除非在一些囊性病变中观察到良性腺上皮和腺癌的移行，提示原发性）。鉴别诊断需结合临床病史、影像学及内镜检查和免疫组化检测（CD5、TTF1、GCDFP15、TG 等）。

• 恶性生殖细胞肿瘤　尤其是卵黄囊瘤，有时局部区域与腺癌类似，且标本为纵隔活检时，需了解患者的血清学所见（可能有 AFP、HCG 的升高），同时需做酶标，如果 OCT3/4 和 SALL4 阳性，要高度怀疑恶性生殖细胞肿瘤。

• 发生于畸胎瘤的腺癌　肿瘤部分区域有畸胎瘤的形态特点，同时伴有腺癌的特征。

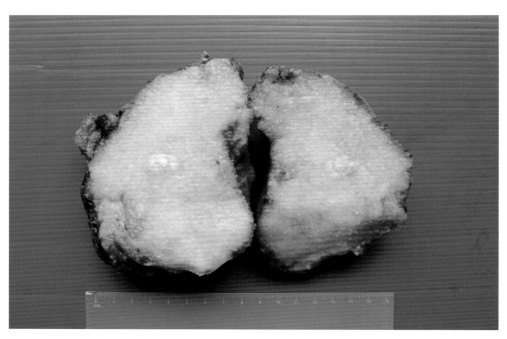

图 4-5-1 · 胸腺腺癌。大体表现为灰白色肿块，质硬，可见明显的黏液分泌

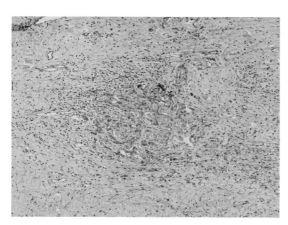

图 4-5-2 · 胸腺腺癌 - 非特殊类型。见纤维间质中浸润性生长的异型腺体

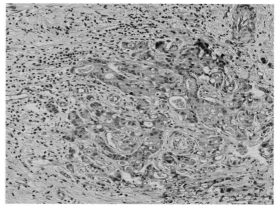

图 4-5-3 · 胸腺腺癌 - 非特殊类型。为图 4-5-2 的放大图，肿瘤细胞排列略呈管状或复杂管状结构

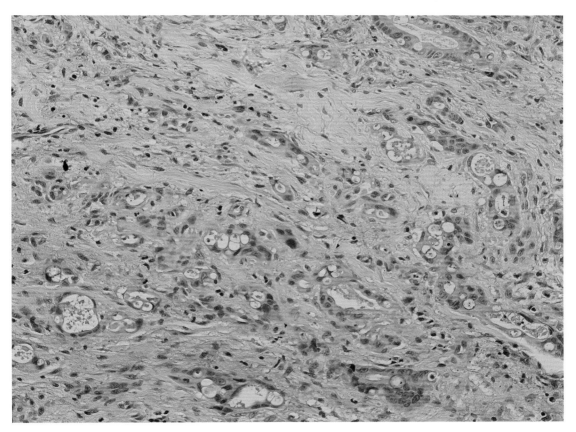

图 4-5-4 · 胸腺腺癌 - 非特殊类型。示浸润生长且大小不一的肿瘤样腺体

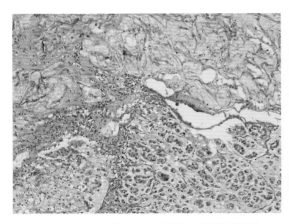

图 4-5-5 · 胸腺黏液腺癌。黏液湖中漂浮着成团的
肿瘤性上皮细胞

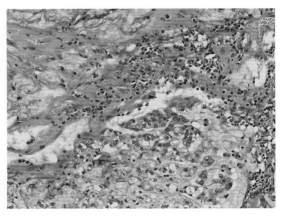

图 4-5-6 · 胸腺黏液腺癌。肿瘤细胞为分泌黏液的
异型上皮细胞

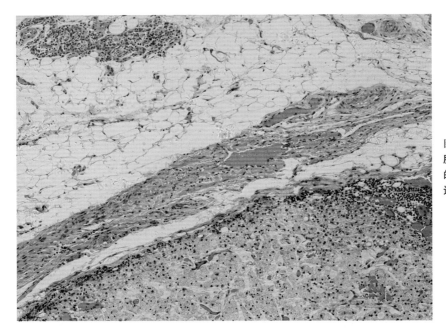

图 4-5-7
胸腺黏液腺癌。肿瘤细胞
的包膜外脂肪组织中可见
退化的胸腺组织

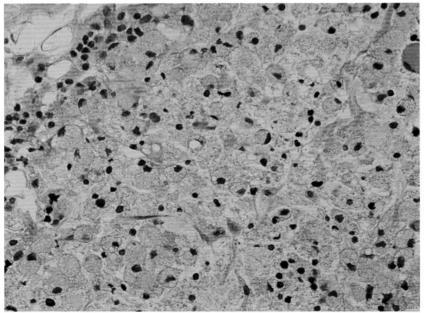

图 4-5-8
胸腺黏液腺癌。为图 4-5-7
的放大图，肿瘤细胞产生
大量胞质内黏液，局部细
胞核呈印戒样

点评　（1）胸腺腺癌是胸腺上皮性恶性肿瘤伴腺样分化和（或）黏液分泌，包括乳头状腺癌、腺样囊性癌样腺癌、黏液腺癌、腺癌 - 非特殊类型等。

（2）胸腺原发性腺癌诊断的确立除形态学外，尚需结合病史、内镜及影像学检查，除外胸腔外腺癌转移和生殖细胞肿瘤及发生于畸胎瘤的腺癌。

第六节
胸腺肉瘤样癌

韩昱晨

一、定义

肉瘤样癌（sarcomatoid carcinoma）是一种部分或全部肿瘤在形态学上类似软组织肉瘤的胸腺癌，也称癌肉瘤、梭形细胞胸腺癌。与肉瘤的区别在于通过免疫组化或电镜证实至少一些肿瘤细胞出现上皮分化。

二、临床特征

发生在中老年人，主要位于前纵隔，多侵袭邻近组织（如胸膜、肺及心包、纵隔中主要血管），常转移至纵隔淋巴结和实质器官（尤其是肺）。临床表现为咳嗽、呼吸困难、吞咽困难、胸痛、体重减轻或上腔静脉综合征。影像学可见巨大前纵隔包块。

三、病理学特征

1. 巨检特点　通常无包膜，并侵犯邻近组织，切面灰白、鱼肉状，常伴不同程度的出血坏死（图4-6-1），可见微囊腔形成。

2. 组织学特征　肿瘤呈侵袭性生长，多见大片凝固性坏死区。肿瘤双向分化，肉瘤样和癌性成分紧密混合，通常梭形细胞占优势，有些病例癌性成分可能不易察觉。

3. 肿瘤细胞学特征　肉瘤样成分通常为非黏附性梭形肿瘤细胞呈束状或车辐状排列，核多形性，染色质粗，核仁明显，核分裂象常见（图4-6-2、图4-6-3）。可有异质性成分，横纹肌肉瘤样成分最常见，偶见骨肉瘤样成分。癌性成分通常由黏附性簇状或片状低分化上皮细胞组成，核异型性明显，可以表现出明显的鳞状分化。

4. 免疫组化特征　通过广泛取材仍然只有肉瘤样成分的肿瘤，肿瘤细胞不同程度地表达上皮细胞标记物CK或EMA。肉瘤样区域，CK阳性的肿瘤细胞可丰富、可缺乏（图4-6-4、图4-6-5）。在横纹肌肉瘤样成分中，可见肌样标记物的不同表达，如desmin、actin、myogenin、myoD1和myoglobin等，肿瘤细胞CD5通常阴性。

5. 鉴别诊断

• 化生型胸腺瘤　界限清楚，双相性，梭形细胞形态温和，散在的上皮岛可见细胞核异型性，但核分裂象罕见。

• 梭形细胞类癌　纤细的纤维血管间隔，颗粒样胞质，核多形性不明显；免疫组化显示神经内分泌标志物阳性可以帮助诊断。

• 滑膜肉瘤　梭形细胞成分比较均匀，上皮成分中可见腺样分化。分子生物学检测 t（X；18）（p11.2；q11.2）或 SYT-SSX1 或 SYT-SSX2 融合基因可以确诊。

• 恶性间皮瘤　发生于胸膜或心包，上皮性成分中可见乳头 - 腺样结构，免疫组化表达间皮相关标记物，电镜显示间皮分化。

• 其他　纵隔恶性外周神经鞘瘤、恶性孤立性纤维性肿瘤、横纹肌肉瘤、纵隔卵黄囊瘤伴有明显梭形肿瘤细胞区域等。仔细寻找典型病变区域和免疫组化加以鉴别。

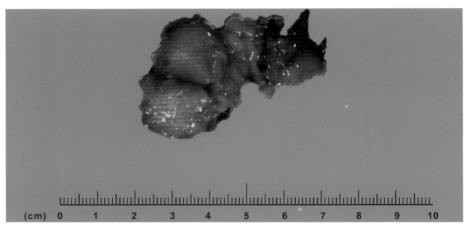

图 4-6-1 · 肉瘤样癌大体表现无包膜，浸润性生长，切面灰白色，鱼肉状，可见灶性出血

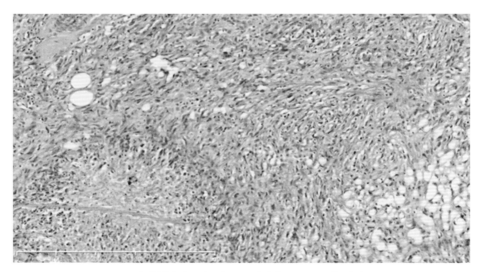

图 4-6-2 · 肉瘤样癌镜下表现梭形细胞占优势，可见地图样坏死区

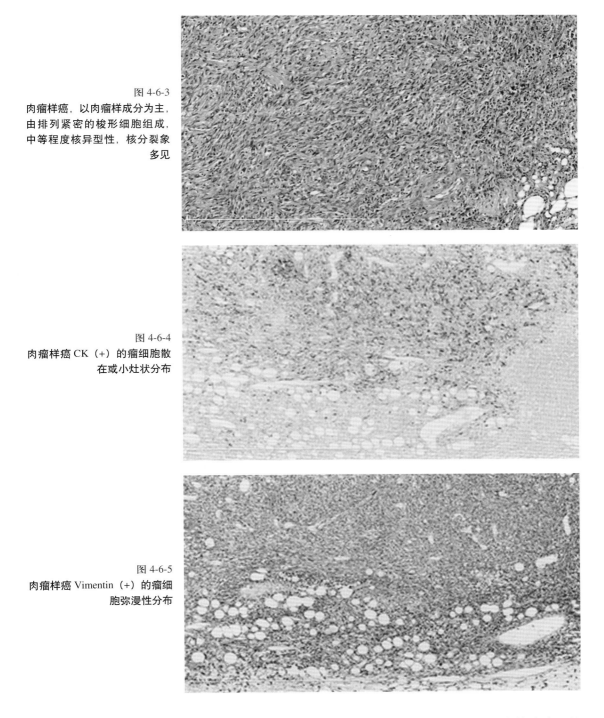

图 4-6-3
肉瘤样癌，以肉瘤样成分为主，由排列紧密的梭形细胞组成，中等程度核异型性，核分裂象多见

图 4-6-4
肉瘤样癌 CK（+）的瘤细胞散在或小灶状分布

图 4-6-5
肉瘤样癌 Vimentin（+）的瘤细胞弥漫性分布

点评 诊断该肿瘤的要点是：①弥漫浸润性生长。②肿瘤细胞梭形为主，类似于间叶性肿瘤，异型性明显。③肿瘤细胞中某些区域具有上皮表现的瘤细胞灶，或基于梭形细胞免疫组织化学或超微结构有上皮分化的证据。

第七节
胸腺未分化癌

邵晋晨　张杰

一、定义

胸腺未分化癌(undifferentiated carcinoma)是原发于胸腺部位的除上皮分化而无其他的形态学及免疫组化特征的低分化恶性肿瘤，但不包含其他已有定义的低分化肿瘤如 NUT 癌、淋巴上皮瘤样癌、肉瘤样癌和小细胞癌。

二、临床特征

胸腺未分化癌罕见，发病的中位年龄为54 岁。患者可出现胸痛、咳嗽和呼吸困难等症状，也有的患者无明显症状。肿瘤侵犯周边组织和邻近器官，并且常见远处转移。

三、病理学特征

1. 巨检特点　胸腺未分化癌呈浸润性生长，通常体积较大。

2. 镜下特点　肿瘤细胞巢状和片状生长，经常伴有凝固性坏死区域（图 4-7-1）；瘤细胞呈大的多边形、多形性核、怪异的巨细胞和较多的病理性核分裂象是该肿瘤的特征性表现（图 4-7-2）；缺乏形态学上的鳞样及腺样分化。

3. 免疫组化特征　肿瘤细胞表达广谱 CK（图 4-7-3），不表达 CK5/6、P63、CD5，但 60% 的病例表达 CD117，PAX8的表达率是 40%，不表达生殖细胞标志和神经内分泌标志。

4. 鉴别诊断

· 胸腺低分化鳞状细胞癌　分化差的鳞状细胞癌可无角化和细胞间桥，但免疫组化表达 CK5/6、P63、CD5 及 CD117。

· 肉瘤样癌　形态学上有肉瘤样和癌两种成分，肉瘤样成分通常为梭形肿瘤细胞；免疫组化则癌成分表达 CK 和 EMA，肉瘤样成分可弥漫或局部表达 CK，甚至不表达。

· NUT 癌　形态学及免疫组化上均类似胸腺鳞状细胞癌，但通常表达 NUT 蛋白。

· 恶性生殖细胞肿瘤　如胚胎性癌、卵黄囊瘤，通常均表达生殖细胞标记，且胚胎性癌表达 CD30。

· 大细胞淋巴瘤　发生在纵隔部位常见的有大 B 细胞淋巴瘤、霍奇金淋巴瘤，均可借助免疫组化 CD20、CD30、CD15、CD79a 和 CK 等指标鉴别。

· 其他部位的肿瘤浸润或转移　如肺的大细胞癌、多形性癌、恶性黑色素瘤等，需要结合影像学、手术所见及病史综合判断。

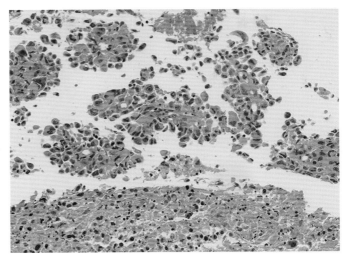

图 4-7-1
胸腺未分化癌。肿瘤呈巢片状生长，
常伴凝固性坏死区域

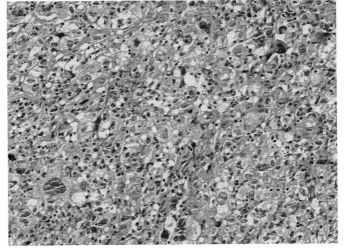

图 4-7-2
胸腺未分化癌。出现怪异的巨细胞、
多形性核和较多的病理性核分裂象

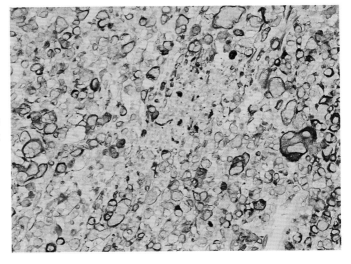

图 4-7-3
各种形态的肿瘤细胞均表达广谱 CK

第五章

胸腺神经内分泌肿瘤

第一节
典型类癌和不典型类癌

朱蕾　张杰

一、定义

胸腺典型类癌（thymic typical carcinoid）是胸腺起源的低级别的神经内分泌上皮性肿瘤，其肿瘤细胞核分裂数 < 2/2 mm^2 并且缺乏坏死。胸腺不典型类癌（thymic atypical carcinoid）是胸腺起源的中间级别的神经内分泌上皮性肿瘤，其肿瘤细胞核分裂数 2~10/2 mm^2 并常有灶性坏死。

二、临床特征

胸腺神经内分泌癌罕见。占胸腺上皮性肿瘤的 2%~5%。绝大多数为不典型类癌。不典型类癌主要发生于成人（18~82 岁），男性好发。类癌和不典型类癌可表现为局部症状（胸痛、咳嗽、呼吸困难或上腔静脉综合征）或无症状，通过影像学检查偶尔发现。类癌综合征较罕见。大多数类癌和不典型类癌表现为 Masaoka–Koga Ⅱ期和Ⅲ期。

三、病理学特征

1. 巨检特征　胸腺类癌与其他部位的同类肿瘤大体特点相似。肿瘤一般灰白色或暗红色，质中或硬，无胸腺瘤的分叶状结构（图 5-1-1）。不典型类癌有时可见小灶性坏死（图 5-1-2）。

2. 组织学特征　典型类癌和不典型类癌的肿瘤细胞排列成小梁状、实性和菊形团样，间质多富于血窦，有时可见脉管内瘤栓（图 5-1-3、图 5-1-4）。

3. 肿瘤细胞学特征　肿瘤细胞较一致，相对较小，多角形，核圆形，染色质细颗粒状，胞质淡嗜伊红色（图 5-1-5）。不典型类癌除具有类癌的组织结构和细胞形态特点外，还可见较多核分裂象和（或）坏死灶（图 5-1-6、图 5-1-7）。典型类癌和不典型类癌的形态学和免疫表型类似，两者的鉴别主要在于有无坏死和核分裂的多少。少数情况下，肿瘤细胞可呈梭形，含有色素，明显嗜酸性，分泌黏液，或伴有淀粉样间质，或呈血管瘤样。

4. 免疫组化特征　类癌除表达上皮细胞（图 5-1-8）标记外，还需表达嗜铬蛋白 A（图 5-1-9）、突触素和 CD56（图 5-1-10）等神经内分泌指标。此外，在少数肿瘤细胞中还可检测到一些特异性的激素。

5. 鉴别诊断

• A 型胸腺瘤　A 型胸腺瘤神经内分泌指标阴性。

• 其他类型胸腺癌 如胸腺鳞癌可能表达散在或成团的神经内分泌指标，但胸腺鳞癌的细胞异型性大，且肿瘤细胞 CK5/6、P63、CD5 和（或）CD117 阳性，而神经内分泌指标往往表达较局限。

• 非上皮性肿瘤，特别是副节瘤 副节瘤的神经内分泌分化可通过免疫组化（嗜铬蛋白 A、突触素和 CD56）予以证实，但副节瘤一般 CK 阴性，且可见少数 S100 阳性的支持细胞。

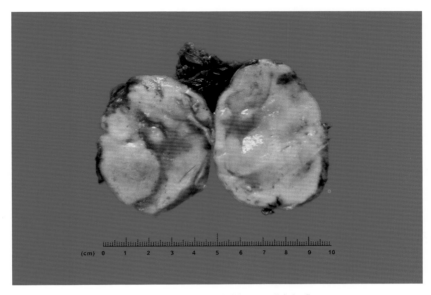

图 5-1-1 · 胸腺类癌。肿瘤部分区域有包膜，切面灰白，质中，无纤维分隔

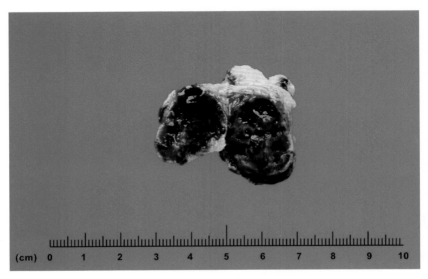

图 5-1-2 · 胸腺不典型类癌。切面灰白或暗红色，质中至硬，可见小灶坏死

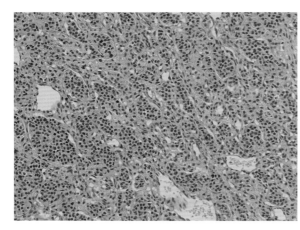

图 5-1-3
胸腺类癌。镜下见肿瘤细胞呈巢状或
片状排列，间质富于血窦

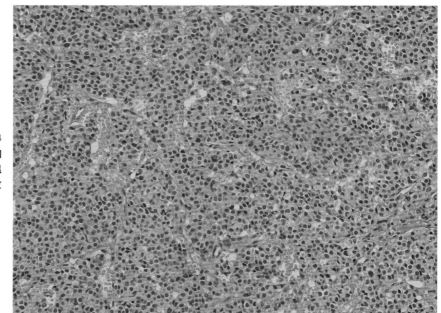

图 5-1-4
为图 5-1-3 的放大图。胸
腺类癌，肿瘤细胞形态温
和、大小较一致

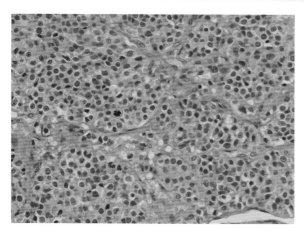

图 5-1-5
胸腺类癌中肿瘤细胞胞质中等量，淡
嗜伊红，细胞核染色质细腻，有时可
见细小核仁。有时可见核分裂，但一
般＜ 2 个 /2 mm^2

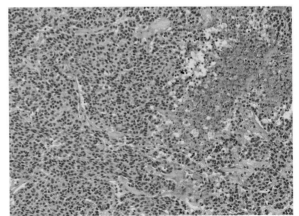

图 5-1-6
胸腺不典型类癌。肿瘤细胞呈大片状
生长，局部有时可见坏死

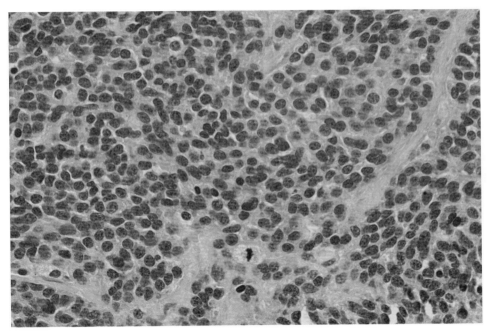

图 5-1-7
胸腺不典型类
癌。肿瘤细胞
可见核分裂象，
但数量介于
2~10 个 /2 mm²

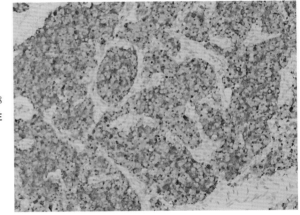

图 5-1-8
胸腺类癌。肿瘤细胞 CK（AE1/3）阳性

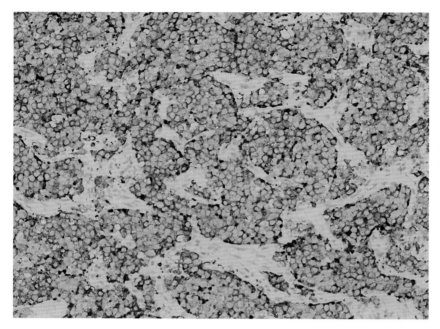

图 5-1-9
胸腺类癌。肿瘤细胞胞质
及胞膜表达 CGA

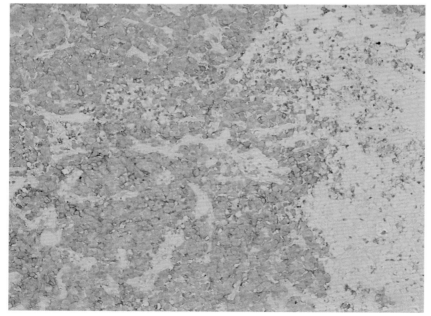

图 5-1-10
胸腺不典型类癌。肿瘤细
胞表达 CD56

点评 对于诊断胸腺类癌的重要性要有足够认识，因不论是典型类癌或是不典型类癌，其预后均差于其他部位发生的同类型肿瘤。

第二节
胸腺大细胞神经内分泌癌

韩昱晨

一、定义

胸腺大细胞神经内分泌癌（large cell neuroendocrine carcinoma，LCNEC）是胸腺原发的一种具有神经内分泌形态学[伴有神经内分泌形态和（或）电镜中神经内分泌颗粒或免疫组化中神经内分泌指标阳性]的大细胞组成的高级别肿瘤，可见大量坏死。核分裂指数高。复合性大细胞神经内分泌癌除大细胞神经内分泌癌外，还包括其他的胸腺上皮性肿瘤（如胸腺瘤和胸腺癌）。

二、临床特征

与小细胞癌相似，患者可以表现为局部症状，侵犯邻近器官、胸膜或心包，淋巴结或血行转移。

三、病理学特征

1. 巨检特点　肿瘤常较大，无包膜，浸润性生长，累及邻近器官。切面质软、灰白，常伴有广泛坏死，缺少胸腺瘤特征性分叶状生长结构（图5-2-1）。

2. 组织学特征　组织结构具有神经内分泌分化的形态特征，瘤细胞呈器官样、巢状、小梁状、菊形团和周围栅栏状排列，坏死广泛（图5-2-2）。

3. 肿瘤细胞学特征　肿瘤细胞一般较大，胞质中等到丰富，核染色质空泡状，核仁明显，核分裂象 >10 个 /2 mm^2（图5-2-3）。

4. 免疫组化特征　肿瘤细胞表达广谱CK（AE1/3、CAM5.2），常为点状染色，通常不表达TTF-1，表达神经内分泌标记物（Syn、CgA、NSE和CD56），CD56更敏感（图5-2-4、图5-2-5）。

5. 鉴别诊断

• 含内分泌细胞的典型胸腺癌　神经内分泌阳性反应仅局限于散在的细胞中；而LCNEC 50%以上肿瘤细胞弥漫表达。

• 胸腺外LCNEC的纵隔转移　形态学无法区分。临床病理学分析寻找原发灶很重要。TTF-1免疫组化在胸腺LCNEC常不表达，而在50%~75%肺LCNEC表达TTF-1。

• 胸腺鳞状细胞癌　瘤细胞可有明显角化和（或）细胞间桥，CD5、CD70和CD117阳性，2/3病例瘤细胞神经内分泌标记物（CgA、Syn或CD56）单个或混合表达，阳性细胞呈局部或广泛分布。

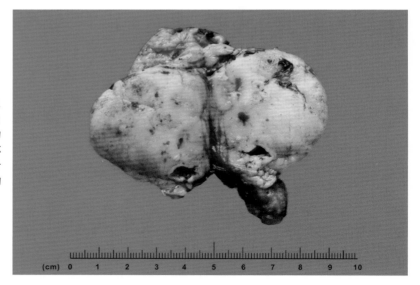

图 5-2-1
肿瘤大体上表现为实性、灰白色肿物，浸润性生长，切面均质、质软而脆，可见黄白色坏死区，缺少胸腺瘤明显的分叶状结构

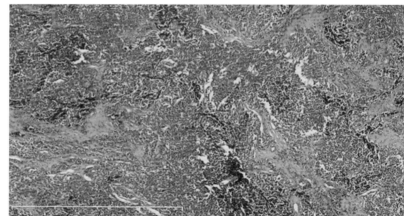

图 5-2-2
瘤细胞呈器官样巢状排列

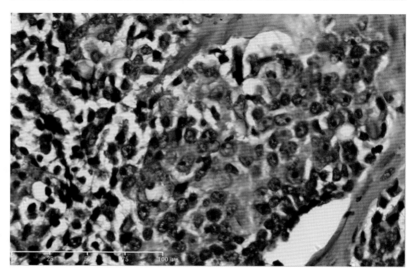

图 5-2-3
瘤细胞较大，胞质中等到丰富，核染色质空泡状，核仁明显，核分裂象 >10 个 /2 mm^2

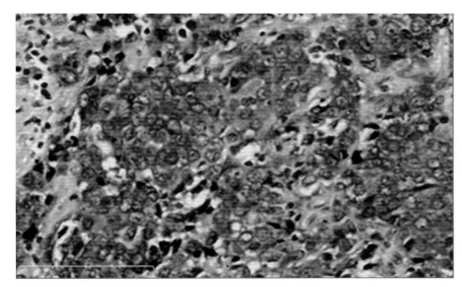

图 5-2-4
瘤细胞 CgA 阳性

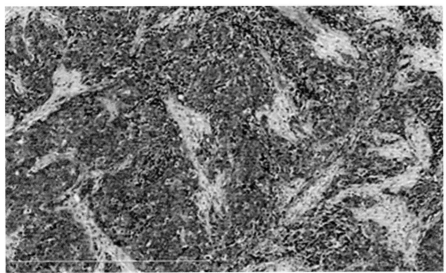

图 5-2-5
瘤细胞 Syn 阳性

点评 诊断该肿瘤的要点是：①弥漫浸润性生长。②瘤细胞排列具有神经内分泌分化的形态特征，呈器官样、巢状、小梁状、菊形团和周围栅栏状，坏死广泛。③瘤细胞一般较大，胞质中等到丰富，核染色质空泡状，核仁明显，核分裂象 >10 个 /2 mm²。④免疫组化或超微结构有神经内分泌分化的证据。

第三节
胸腺小细胞癌

韩昱晨

一、定义

胸腺小细胞癌（small cell carcinoma）是一种由小细胞组成的高级别胸腺肿瘤，形态学特点与肺小细胞癌无法区分。电镜检查肿瘤细胞内含有大量神经内分泌颗粒。复合性小细胞癌除小细胞癌外，还包括其他的胸腺上皮性肿瘤（如胸腺瘤和胸腺癌）。

二、临床特征

发生于前纵隔。患者常出现局部症状（胸痛、咳嗽、呼吸困难或上腔静脉综合征）。肿瘤多呈浸润性生长，常侵犯邻近器官、胸膜或心包腔。易发生远处转移，淋巴结转移可累及纵隔、颈部和锁骨上淋巴结或全身性转移，血行转移到骨、肝、皮肤、脑、肾、肾上腺和软组织等。Cushing 综合征极其罕见。

三、病理学特征

1. 巨检特点　实性，无包膜，侵袭性生长，切面均质、灰白伴坏死、出血，质软而脆，缺少胸腺瘤的明显分叶状结构（图 5-3-1）。

2. 组织学特征　瘤细胞排列呈巢状、小梁状、周围栅栏状和菊形团形成，也常见片状生长。瘤细胞排列密集（图 5-3-2），坏死广泛，可表现局灶挤压造成的人工假象。

3. 肿瘤细胞学特征　肿瘤细胞小（<3 倍淋巴细胞直径），胞质少，细胞边界不清，染色质细颗粒状淡染，核仁缺乏或不明显（图 5-3-3），细胞圆形、卵圆形或梭形，核大小形态一致，核分裂指数高，可见大量凋亡小体。

4. 亚型　混合性小细胞癌：含有非小细胞癌成分（如鳞状细胞癌或腺癌）的小细胞癌。

5. 免疫组化特征　瘤细胞表达广谱 CK（AE1/3、CAM5.2），常为点状染色，不表达 CK20，表达神经内分泌标记物突触素（图 5-3-4）、嗜铬蛋白、神经元特异性烯醇化酶 NSE 和 CD56，CD56 更敏感，此外肿瘤细胞呈现 Ki-67 高增殖活性（图 5-3-5）。

6. 鉴别诊断

• 小细胞癌纵隔转移　只有临床仔细检查排除肺肿瘤纵隔转移后，才能考虑原发性胸腺小细胞癌的诊断。有研究报道肺神经内分泌肿瘤表达 TTF-1，不表达 Pax-8；

而胸腺神经内分泌肿瘤不表达 TTF-1，但表达 Pax-8。

• 胸腺神经母细胞瘤　常发生于后纵隔，几乎仅见于儿童。镜下瘤组织呈境界不清的分叶状或巢状排列，瘤细胞间常有不等量的淡染神经元纤维物质。因肿瘤细胞小，胞质稀少，可与小细胞癌混淆，免疫组化表达神经内分泌标志物，但不表达上皮性标志物。

• 纵隔副神经节瘤　组织学表现为伴有丰富脉管的巢状结构，瘤细胞巢周围见 S100 阳性的支持细胞。瘤细胞不形成带状或菊形团状结构，免疫组化 Syn 阳性，CK 常阴性。

• 基底细胞样癌　瘤细胞表达 CK、EMA，可表达 CD5，但通常不表达或仅是局灶性表达神经内分泌标记物（NSE、CgA、Syn）。

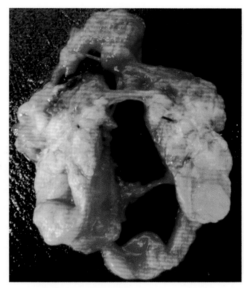

图 5-3-1
胸腺小细胞癌。肿瘤肉眼见为实性、灰白色肿物，浸润性生长，切面均质、质软而脆，可见黄白色坏死区，缺少胸腺瘤的明显分叶状结构

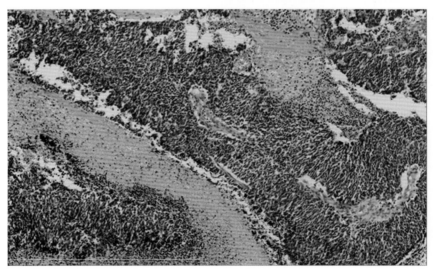

图 5-3-2·瘤细胞浸润性生长伴大片坏死。瘤细胞短梭形，排列拥挤，细胞间界限不清

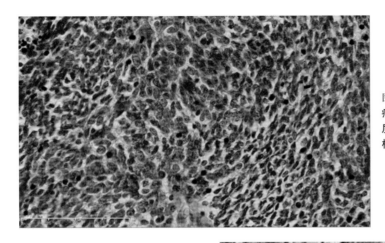

图 5-3-3
瘤细胞短梭形或卵圆形，排列致密，胞质缺乏，染色质呈胡椒与盐样细颗粒状，核仁不清楚，核分裂象多见

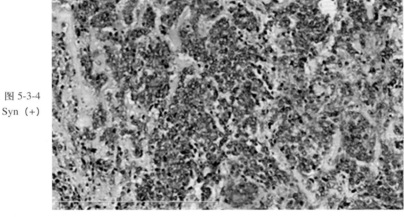

图 5-3-4
肿瘤细胞 Syn（+）

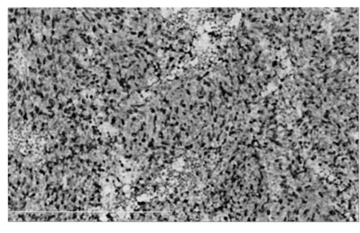

图 5-3-5
肿瘤细胞 Ki-67 高增殖活性

点评　诊断该肿瘤的要点是：①弥漫浸润性生长。②肿瘤细胞小，细胞界限不明显，胞质少，高核 / 质比，染色质细颗粒状，核仁缺乏或不明显。③坏死广泛，核分裂计数高。④免疫组化或超微结构有神经内分泌分化的证据。

第六章

胸腺良性病变

第一节
胸腺增生

王征

一、定义

胸腺增生（thymic hyperplasia）为少见胸腺良性病变，分为真性胸腺增生（true thymic hyperplasia，TTH）及滤泡性胸腺增生（follicular thymic hyperplasia，FTH）两种类型，TTH 被认为是应激后的反跳性增生现象，常见于严重的疾病、放/化疗或类固醇激素治疗后。FTH 与自身免疫性疾病、慢性炎症相关，65% 重症肌无力（myasthenia gravis，MG）患者伴有 FTH。新生儿与婴幼儿可发生巨大胸腺增生（massive thymic hyperplasia，MTH），其胸腺重量应是相应年龄正常胸腺重量的几倍及（或）超过体重的 2%。

二、临床特征

多数 FTH 患者伴有 MG 的症状，但 TTH 患者也可伴发 MG。两型胸腺增生均可出现呼吸窘迫及相关疾病的临床症状。婴幼儿发生的 MTH 常见于 1~15 岁患儿，可出现呼吸急促、呼吸窘迫、哮喘、咳嗽等症状。

三、病理学特征

1. 巨检特点　TTH 大体表现为胸腺体积明显增大，重量增加，大体观察常不见境界清楚的肿块性病变，切面略呈分叶状（图 6-1-1），少数病例可伴有局部出血及囊性变。大部分 FTH 胸腺标本仅体积轻度增大或并不增大，大体呈脂肪样。MTH 胸腺体积增大及重量增加为重要大体特征。

2. 组织学特征　TTH 镜下胸腺小叶扩大，但保存正常胸腺小叶结构，皮质、髓质分界清楚，皮质内可见淋巴细胞、混合组织细胞及上皮细胞，髓质内 Hassall 小体保存，有报道伴有 MG 患者 Hassall 小体数量增加，淋巴滤泡不见或少见（图 6-1-2~图 6-1-5）。

FTH 镜下表现为髓质增生，出现多少不一的淋巴滤泡（图 6-1-6、图 6-1-7）。伴有 MG 患者的 FTH 表现为扩大的血管周间隙、淋巴滤泡及存在多量 B 细胞，以及带状排列、增生的髓质上皮细胞。

MTH 镜下表现与 TTH 相似，胸腺小叶增大，小叶结构存在，皮质、髓质分界清楚，髓质内 Hassall 小体数量及分布正常。

3. 免疫组化特征　TTH 免疫组化染色 CD20 阳性的 B 淋巴细胞与 CD3 阳性的 T 淋巴细胞分布正常，CD99 与 CD1a 阳性不成熟T淋巴细胞位于皮质区，皮质淋巴细胞表达Ki-67。

FTH显示胸腺小叶髓质内CD20染色细胞数量增加，CD21（图6-1-8、图6-1-9）或CD23可标记出淋巴滤泡的滤泡树突细胞（FDC）网。

MTH免疫组化同TTH。

4. 鉴别诊断

• TTH与FTH的鉴别诊断　临床上TTH出现MG的频率远低于FTH。TTH大体胸腺体积增大明显，而FTH大多呈脂肪样，体积并不增大或轻度增大。TTH为胸腺小叶皮质及髓质增生，结构正常，皮髓质间界限清楚，Hassall小体位置正常，不见或少见淋巴滤泡，而FTH以髓质增生为主，结构异常，可见淋巴滤泡形成。

• FTH与胸腺脂肪瘤鉴别　胸腺脂肪瘤又称胸腺脂肪瘤样错构瘤，表现为不同比例混合的脂肪组织及胸腺组织，特别需与FTH相鉴别。虽然两者均可伴有重症肌无力，但胸腺脂肪瘤患者伴MG仅占7%。胸腺脂肪瘤为境界清楚的结节状或分叶状肿块，可有薄的包膜，大体呈脂肪瘤改变，而FTH绝大部分病例大体不表现为结节性肿块。镜下胸腺脂肪瘤内的胸腺组织不常见淋巴滤泡形成。

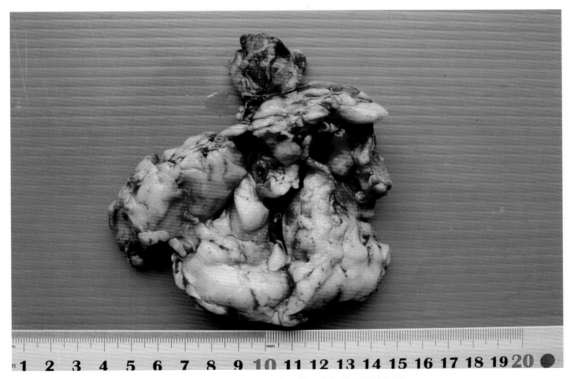

图 6-1-1 · FTH 大体照片胸腔镜手术切除的胸腺组织，
大体体积轻度增大，重量为 50 g，呈脂肪样

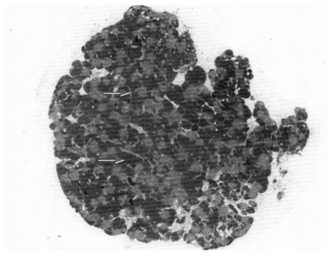

图 6-1-2
TTH 低倍镜下可见胸腺组织结构正常，胸腺小叶体积增大（箭头示髓质区）

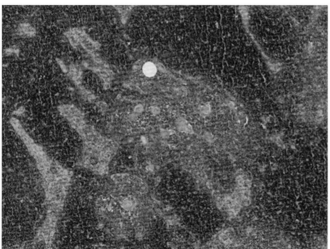

图 6-1-3
TTH 镜下皮质、髓质分界清楚，髓质内可见 Hassall 小体

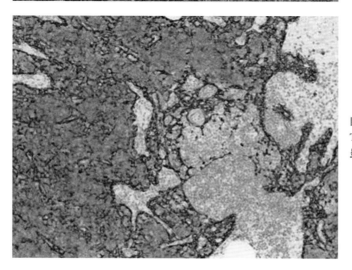

图 6-1-4
TTH 免疫组化染色 CK5/6，显示胸腺上皮细胞呈疏松网状结构

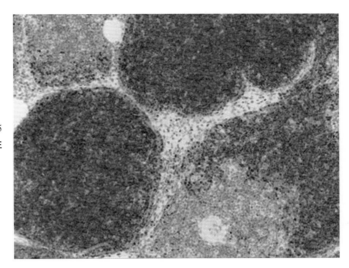

图 6-1-5
TTH 免疫组化 TDT 染色，皮质淋巴细胞阳性

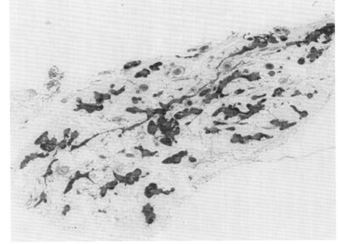

图 6-1-6
FTH 低倍镜下胸腺小叶散在分布于脂肪组织
中，胸腺组织所占比例较低

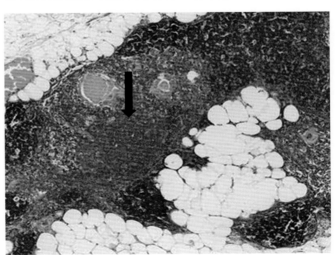

图 6-1-7
FTH 胸腺小叶内髓质增生，可见淋巴滤泡形成
（箭头），并见胸腺小体

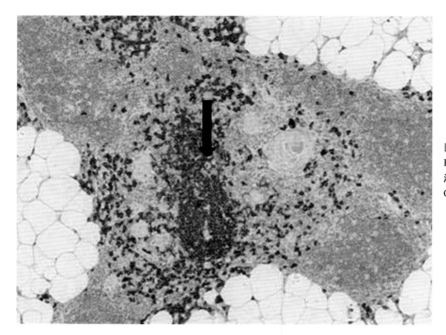

图 6-1-8

FTH 胸腺小叶内髓质增生，淋巴滤泡形成，免疫组化 CD20 染色阳性（箭头）

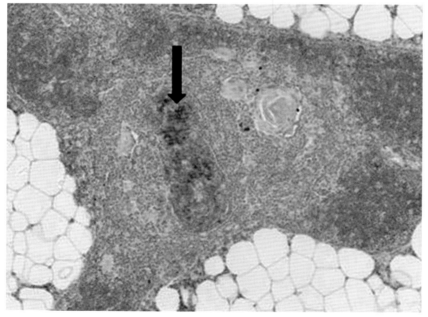

图 6-1-9

FTH 胸腺小叶内髓质增生，淋巴滤泡形成，免疫组化 CD21 染色 FDC 网阳性（箭头）

点评｜TTH 与 FTH 发病原因、临床症状不同，病理大体表现及镜下所见各有特点。临床外检工作中、病理诊断中应尽量报告胸腺增生的类型。

第二节
胸腺囊肿

王征

一、定义

胸腺囊肿（thymic cyst）为胸腺少见良性病变，占前纵隔占位性病变的 1%~3%，分为先天性及获得性两种。先天性胸腺囊肿又称单房性胸腺囊肿（unilocular thymic cyst，UTC）。获得性胸腺囊肿是炎症过程的结果，与自身免疫性疾病或感染相关（HIV 感染等），又称多房性胸腺囊肿（multilocular thymic cyst，MTC）。

二、临床特征

先天性胸腺囊肿来源于第三对胸腺咽导管的胚胎残余，最多见于前纵隔，可发生于沿下颌角内侧、颈中线、前纵隔至膈肌线上的任何一个部位，常无临床症状，极少数病例伴有重症肌无力，有报道可伴发病态窦房结综合征，如发生破裂出血时可引起呼吸困难及胸痛症状。多房性胸腺囊肿发生与自身免疫性疾病及感染相关，患者出现相应的临床症状，可伴有间歇热和（或）干燥综合征。

三、病理学特征

1. 单房性胸腺囊肿

• 巨检特点　一般体积较小，大体表现为薄壁、半透亮，大多数为单房性（图 6-2-1），少数病例可为多房性，内容物为清亮液体，如伴囊内出血，内容物可为巧克力色液体。

• 组织学特征　囊肿内衬上皮可为扁平、立方、柱状或鳞状上皮，囊壁内可见胸腺组织，并可见 Hassall 小体，多无炎症反应（图 6-2-3~ 图 6-2-5）。

2. 多房性胸腺囊肿

• 巨检特点　MTC 常体积较大，大小可以超过直径 20 cm，为境界清楚的囊性肿物，切面多房性（图 6-2-2），囊壁及囊内纤维间隔厚薄不一，囊内容物多为混浊或胶冻样物。

• 组织学特征　MTC 内衬上皮可为单层扁平、立方上皮或呼吸性上皮，也可为多层立方上皮或鳞状上皮。囊内可见浆液性液体潴留，囊壁由纤维血管组织构成，伴急性及慢性炎症反应，可见淋巴滤泡形成、浆细胞浸润、多核巨细胞、陈旧性出血及胆固醇结晶形成，壁内尚可见非肿瘤性胸腺组织（图 6-2-6、图 6-2-7）。

约有一半的 MTC 伴有其他类型肿瘤，如结节硬化型霍奇金淋巴瘤、生殖细胞肿瘤、不同类型的胸腺瘤及胸腺癌等。

• 免疫组化特征 MTC 衬覆上皮与 Hassall 小体免疫组化染色结果一致，CK13、CK19（图 6-2-8）被覆上皮阳性，CK5/6、CK14（图 6-2-9）及 P63 基底细胞阳性，D2-40 少量弱表达于基底层细胞。

3. 鉴别诊断

• 囊肿部位 颈部发生胸腺囊肿需与鳃裂囊肿、淋巴管瘤、甲状舌管囊肿进行鉴别。纵隔发生的胸腺囊肿需与纵隔非胸腺性囊性病变进行鉴别，包括肿瘤的囊性变（特别是囊性胸腺瘤、胸腺瘤出现坏死囊性变）、胸腺放疗后囊性变、心包囊肿（间皮囊肿）、前肠囊肿（支气管源性囊肿、食管囊肿、胰腺囊肿等）、淋巴管瘤、胸导管囊肿。根据囊肿部位、内衬上皮及囊肿是否存在胸腺组织或与胸腺组织的关系等特征进行鉴别（图 6-2-10）。

• 与囊性胸腺瘤或继发坏死囊性变的胸腺瘤鉴别 引起胸腺瘤囊性变的机制可能为血管间隙扩张、融合形成囊性或者 Hassall 小体囊性扩张所致，大体肿瘤切面可呈多房囊性。少数情况下胸腺瘤可能发生坏死、囊性变，大体呈囊性，此时肿瘤组织可能仅为小的附壁结节，有可能误诊为 MTC。也有报道囊性胸腺瘤与胸腺囊肿伴发的病例。镜下 MTC 大多数病例囊肿壁内衬覆鳞状上皮、复层上皮等，而囊性胸腺瘤囊壁应为胸腺瘤组织，因继发坏死而形成囊性变，胸腺瘤囊壁区域一般没有内衬上皮。

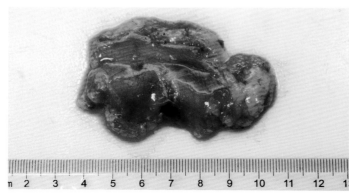

图 6-2-1
单房性胸腺囊肿（已剖开）。囊壁薄、半透亮，单房性

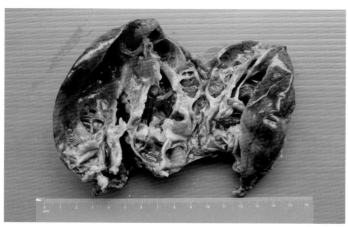

图 6-2-2
多房性胸腺囊肿。切面多房性，囊壁及囊内纤维间隔厚薄不一

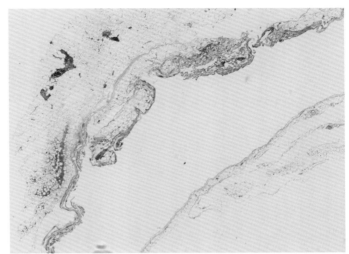

图 6-2-3
胸腺 UTC。低倍镜下可见薄壁性肿物，壁间未见炎症细胞浸润

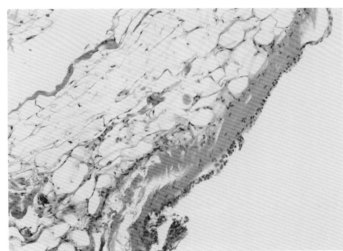

图 6-2-4
胸腺 UTC。高倍镜下可见囊壁内衬单层立方上皮

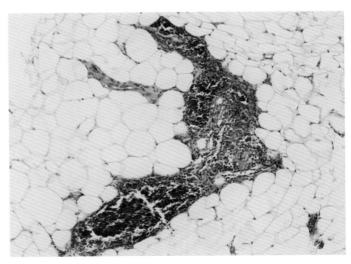

图 6-2-5
胸腺 UTC。高倍镜下囊壁内可见胸腺组织

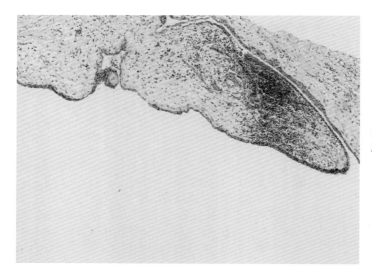

图 6-2-6
胸腺 MTC 囊壁间可见炎症细胞浸润

图 6-2-7
胸腺 MTC 囊壁衬覆鳞状上皮，壁间可见
淋巴细胞浸润

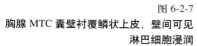

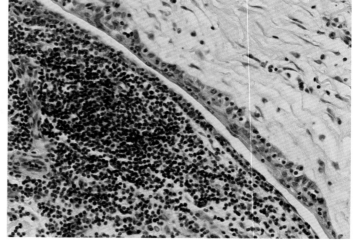

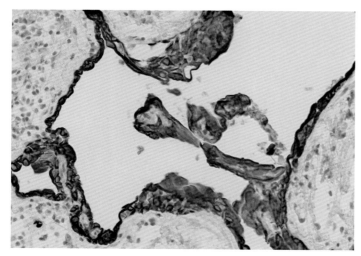

图 6-2-8
胸腺 MTC 免疫组化染色 CK19 囊壁被覆
鳞状上皮阳性

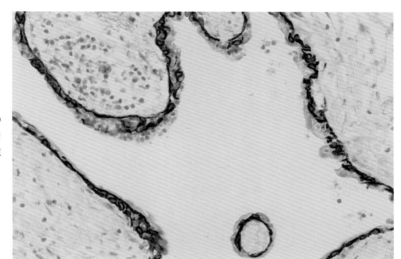

图 6-2-9
胸腺 MTC 免疫组化染色 CK14 囊壁衬覆鳞状上皮基底细胞阳性

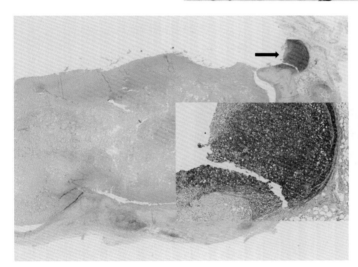

图 6-2-10
B1 型胸腺瘤继发坏死、囊性变。肿瘤组织大部分发生凝固性坏死，经全部取材，仅在一张切片中见残存少量胸腺瘤组织（黑色箭头示）。图中小图为残存胸腺瘤高倍镜下放大

点评 诊断 MTC 时患者是否有相关病史非常重要，同时大体检查肿物呈多房性、壁厚，镜下囊肿内衬上皮可多样，壁间胸腺组织可伴有胸腺炎表现。最为重要的是，应仔细观察并充分取材，除外可能伴有的其他肿瘤。

第七章

胸腺肿瘤病理诊断的若干问题

第一节
如何确立胸腺肿瘤病理诊断

张杰

胸腺肿瘤主要发生在纵隔，特别是前、上纵隔为各类胸腺上皮性肿瘤的主要发生区域，但发生在前、上纵隔的肿瘤不仅仅是胸腺上皮性肿瘤，还有不少其他类型的肿瘤，如甲状腺病变及肿瘤、甲状旁腺肿瘤、生殖细胞肿瘤、副神经节瘤、血管瘤、脂肪瘤及恶性淋巴瘤等。由于胸腺肿瘤有一些独特的组织结构特征（详见第一章），因此寻找胸腺肿瘤组织结构特征对胸腺肿瘤的病理诊断和鉴别诊断很有帮助。如在淋巴样组织中见上皮细胞呈均匀网络状分布（CK 及 CK19 染色会很有帮助）、存有血管周腔隙和髓样分化特征等均是十分有意义的鉴别诊断思路和线索。上述发生在纵隔，特别是前、上纵隔的各类型肿瘤中，最易与胸腺上皮性肿瘤发生混淆的是恶性淋巴瘤，特别是 T 淋巴母细胞淋巴瘤与 B1 型胸腺瘤鉴别应引起病理医师的注意，临床工作中在小活检标本中两者的鉴别常发生困难并易引起差错。因在手术切除标本中，B1 型胸腺瘤中尽管血管周腔隙并不常见，但可见到髓样分化特征即髓质岛（在 HE 切片上表现为灶状淡染区域）和胸腺小体等胸腺肿瘤特有的器官样特征，而且免疫组化 CK、CK19 染色显示肿瘤性上皮细胞呈均匀网络状分布，因此不难与 T 淋巴母细胞瘤鉴别。但在穿刺活检标本中，由于组织少，难以找到胸腺肿瘤组织结构特征，而且在一些 T 淋巴母细胞淋巴瘤活检切片中还可以见到残存的胸腺上皮细胞，对诊断和鉴别诊断造成不小的困惑。遇到上述状况鉴别诊断主要有两点，其一是 T 淋巴母细胞淋巴瘤内残存的胸腺上皮细胞，一般是非均匀分布，往往是被肿瘤性淋巴细胞挤压成局灶状（图 7-1-1~ 图 7-1-3）。其二是 T 淋巴母细胞淋巴瘤的瘤细胞弥漫性浸润性生长，肿瘤细胞小至中等大，胞质稀少，高倍镜下仔细观察肿瘤细胞核深染，可找到核分裂象，而 B1 型胸腺瘤不论是肿瘤性上皮细胞还是未成熟的 T 淋巴细胞，均很难找到核分裂象（图 7-1-4、图 7-1-5）。

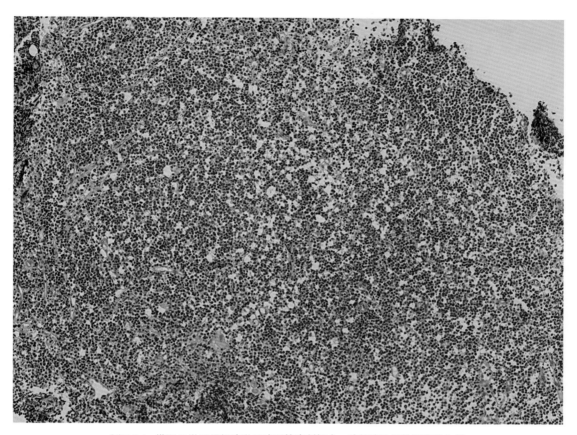

图 7-1-1 · 纵隔 T 淋巴母细胞淋巴瘤活检穿刺标本，瘤细胞弥漫性浸润性生长

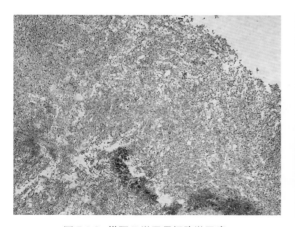

图 7-1-2 · 纵隔 T 淋巴母细胞淋巴瘤。
瘤细胞 TDT 阳性表达

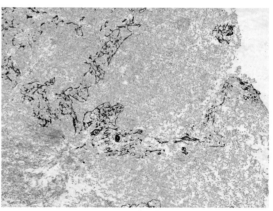

图 7-1-3 · CK 染色显示纵隔 T 淋巴母细胞淋巴瘤内残存的
胸腺上皮细胞，一般为非均匀分布

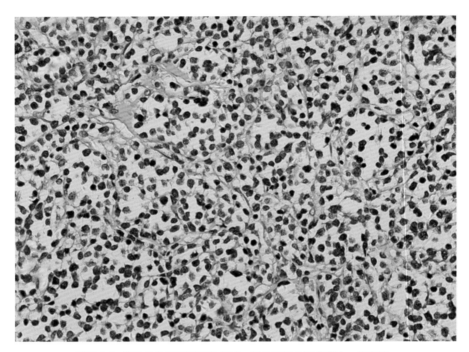

图 7-1-4 · 纵隔 T 淋巴母细胞淋巴瘤。肿瘤细胞小至中等大，核深染，
肿瘤组织中不见胸腺上皮细胞

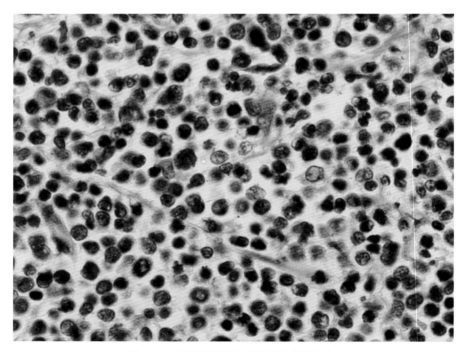

图 7-1-5 · 高倍镜下纵隔 T 淋巴母细胞淋巴瘤。
肿瘤细胞核深染，可见核分裂象

第二节
有混合成分的胸腺肿瘤诊断问题

张杰

在胸腺上皮性肿瘤中常可见到两种类型的肿瘤成分相互混合的现象（图 7-2-1）。目前对存有多种类型的胸腺上皮性肿瘤，在诊断中可参照与前列腺癌 Gleason 评分类似的方法，列出所有组织学类型；将所占比例最多的类型列为主要诊断名称，其次要成分列于其后（但其次要成分至少要大于全部肿瘤的 10%；如所占成分居于 0~10% 之间的胸腺瘤成分应予忽略，但须注意的是，后一点不适用于 AB 型胸腺瘤）。这对 B 型胸腺瘤

诊断有很大帮助，B 型胸腺瘤从 B1 型到 B3型明显代表了一个由淋巴细胞占优势到上皮细胞占优势的谱系，实际工作常见到两种肿瘤组织相混或相互过渡的区域，采用优势组织类型为主的诊断名称（如 B2 型胸腺瘤伴有 B3 型胸腺瘤成分），无疑将提高这类肿瘤的诊断一致性（图 7-2-2）。关于胸腺瘤伴有胸腺癌，不管胸腺瘤的大小和所占比例，均应归入胸腺癌（但应在报告中指出伴随胸腺瘤成分的比例和组织学类型）。

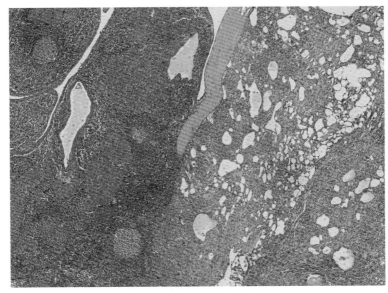

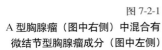

图 7-2-1
A 型胸腺瘤（图中右侧）中混合有
微结节型胸腺瘤成分（图中左侧）

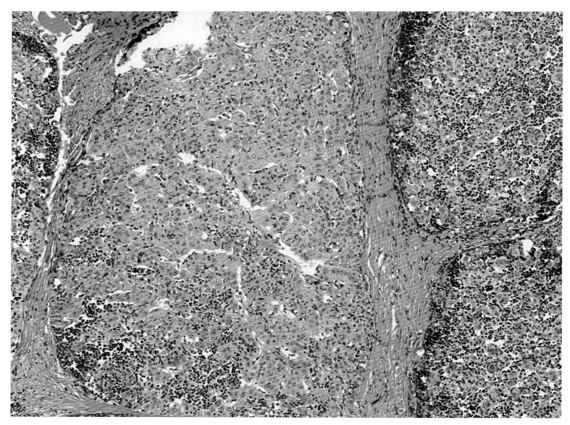

图 7-2-2 · 混合成分的 B 型胸腺瘤。以 B3 型为主（图中左侧）
伴有 B2 型成分（图中右侧）的胸腺瘤

第三节
胸腺肿瘤放化疗和激素治疗后改变

朱蕾

一、放化疗后肿瘤病理学改变

放疗后胸腺肿瘤的病理组织学改变除坏死外，还伴有大量纤维组织增生。化疗后的病理组织学改变主要为肿瘤细胞坏死伴组织细胞、多核巨细胞反应和淋巴细胞浸润（图 7-3-1~图 7-3-3）。

二、药物的影响

伴有重症肌无力的胸腺瘤患者术前常应用溴吡啶新斯的明和泼尼松治疗重症肌无力，药物（主要是泼尼松）对肿瘤病理学形态的影响主要为上皮性肿瘤细胞形态变得温和，同时未成熟 T 淋巴细胞减少。

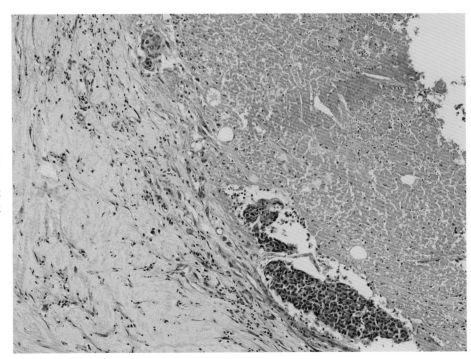

图 7-3-1
胸腺肿瘤放疗后，肿瘤细胞坏死伴大量纤维组织增生

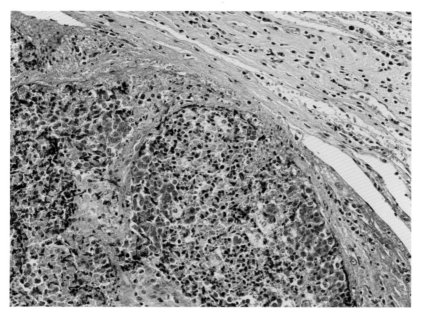

图 7-3-2
胸腺肿瘤化疗后，肿瘤发生
灶状坏死

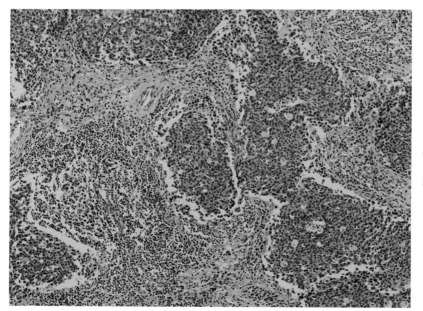

图 7-3-3
胸腺肿瘤化疗后，肿瘤内见
以淋巴细胞为主的炎性细胞
浸润

第四节
胸腺肿瘤与其他肿瘤的关系

邵晋晨　张杰

文献报道不论何种组织形态的胸腺上皮性肿瘤（胸腺瘤和胸腺癌），罹患第二种肿瘤的发生率增加，从 3%~27% 不等，平均发生率 17%，其原因目前仍未明了。有研究表明，与一组进行放疗的鼻咽癌患者对照，胸腺瘤组的第二种肿瘤的发生率显著增高，因此胸腺瘤切除术后的放疗不是其危险因素；胸腺瘤组与非肿瘤性胸腺切除术组比较，后者第二种肿瘤发生率也远低于胸腺瘤组，提示由于切除胸腺而导致缺乏胸腺器官的免疫监督作用不是第二种肿瘤发生的主要因素。该研究还提示胸腺上皮性肿瘤的类型和良恶性程度与第二种肿瘤的发生无相关性（图 7-4-1~ 图 7-4-6）。

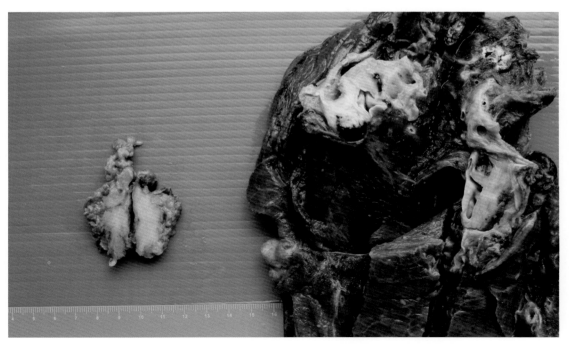

图 7-4-1 · 胸腺鳞状细胞癌伴发肺鳞癌巨检。左为胸腺鳞癌，右为中央型肺鳞癌

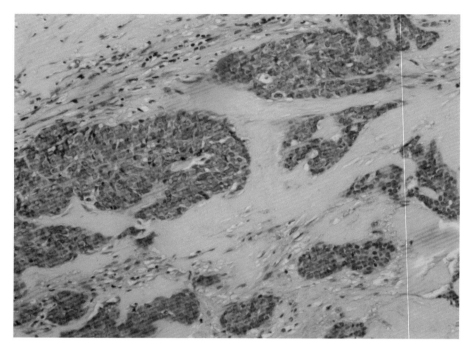

图 7-4-2 · 胸腺鳞状细胞癌。癌巢之间有透明变性的宽阔纤维间隔

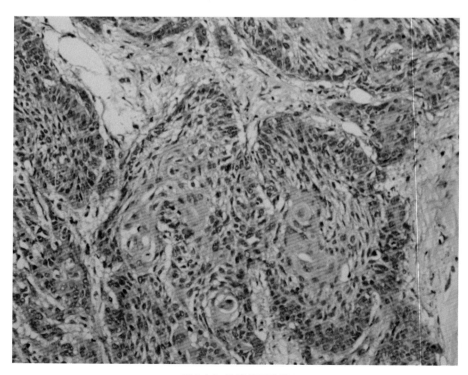

图 7-4-3 · 肺鳞状细胞癌

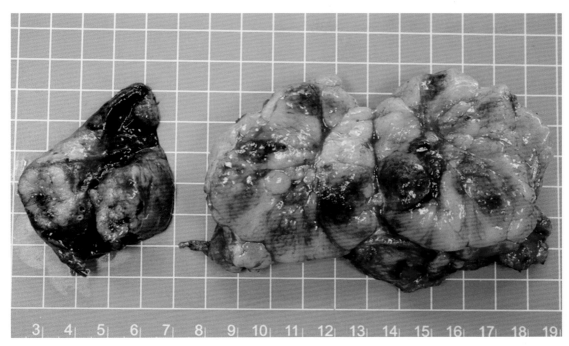

图 7-4-4 · B3 型胸腺瘤伴发肺腺癌巨检。右侧肿瘤为发生在患者前纵隔的 B3 型胸腺瘤，
左侧肿瘤是发生在同一患者右肺中叶的肺腺癌

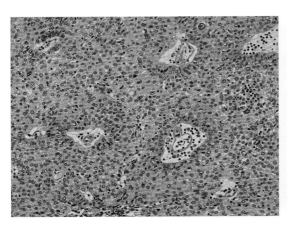

图 7-4-5 · 患者的 B3 型胸腺瘤，可见明显的血管周腔隙，
并见肿瘤细胞栅栏状排列

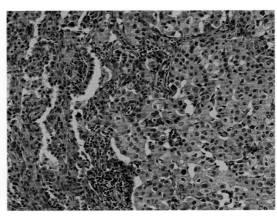

图 7-4-6 · 患者右肺中叶的肺实性腺癌

第八章

胸腺肿瘤病例荟萃

病例 1
B1 型胸腺瘤

邵晋晨　张杰

患者，男性，36 岁，因"左前上纵隔占位"入院，于 2012 年 12 月在本院行纵隔肿瘤切除术。

巨检特征：纵隔肿块 5.5 cm × 4.5 cm × 4 cm，重 40 g，包膜不完整，质中，切面灰白色，实性，肿瘤包绕膈神经。

镜检特征：低倍镜下肿瘤内淋巴细胞数目众多，见少量不全的纤维间隔（图 8-1-1）。高倍镜下见大量小淋巴细胞中混杂分布一些稍大卵圆形细胞，其细胞核染色较淋巴细胞淡，可见小核仁，未见核分裂象（图 8-1-2、图 8-1-3）。

免疫组化：CK（−），CK7（−），CK19（−），CK5/6（−），EMA（−），P63（+）（图 8-1-4、图 8-1-5），P40（+），CD117（−），CD34（−），CD3（+），TDT（+）（图 8-1-6），CD20（−），CD30（−），CD15（−），CD99（+）。

病理诊断：B1 型胸腺瘤。

诊断依据：

（1）2015 年 WHO 肺、胸膜、胸腺和心脏肿瘤新分类在 B1 型胸腺瘤与 T 淋巴母细胞淋巴瘤的鉴别中指出：极少数 B1 型胸腺瘤的肿瘤细胞可以不表达 CK 系列上皮指标，推荐应用 P63 显示其上皮网的存在，以避免误诊为淋巴母细胞性淋巴瘤（T-LBL）。仔细观察本病例，其散在的稍大的卵圆形肿瘤细胞表达 P63，其周边小淋巴细胞 P63 阴性，而 TDT 表达阳性的细胞也以小细胞为主，未染色的均为稍大的肿瘤细胞。

（2）T-LBL 基因重组提示 T 细胞单克隆性增生峰值。本例患者后经基因重组检测为阴性。

（3）2015.5 随访患者术后一般情况良好，无复发、转移。

鉴别诊断：

本例是一种极少见的肿瘤细胞仅表达 P63 的 B1 型胸腺瘤，需与 T 淋巴母细胞性淋巴瘤（T-LBL）鉴别：T-LBL 常发生于前纵隔，青少年男性好发，肿瘤细胞小到中等大小，核圆形、卵圆形或扭曲状，染色质细，核仁小或模糊，核分裂象多见且有时可见肿瘤性灶状坏死；免疫组化肿瘤细胞表达 TDT、CD1α、CD3，不同程度地表达 CD2、CD7、CD4、CD8。B1 型胸腺瘤的肿瘤性上皮细胞表达 CK 和 P63 等上皮指标，肿瘤中的 T 淋巴细胞缺乏异型，未见坏死和核分裂象。

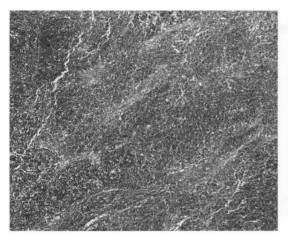

图 8-1-1 · 肿瘤细胞小且弥漫分布，
肿瘤内见少量不全的纤维间隔

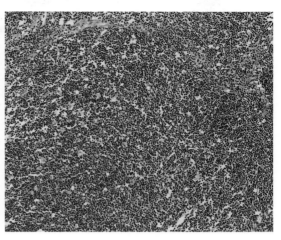

图 8-1-2 · 见大量小淋巴细胞，
其中散在分布一些卵圆形细胞

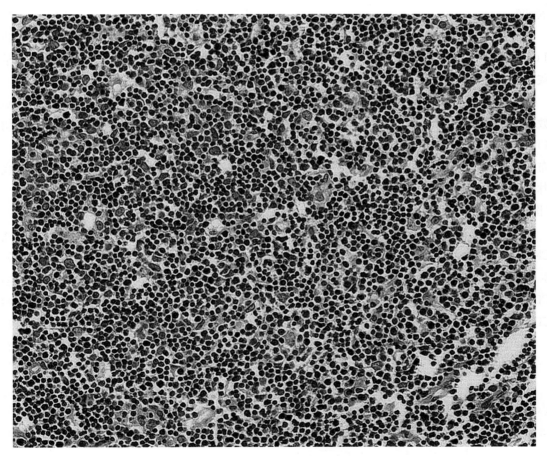

图 8-1-3 · 为图 8-1-2 的放大图。可见稍大的卵圆形细胞混杂在小淋巴细胞之间，
其细胞核染色较淋巴细胞淡，可见小核仁，未见核分裂象

图 8-1-4
卵圆形细胞 P63 阳性

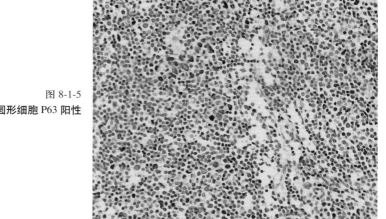

图 8-1-5
为图 8-1-4 的放大图。卵圆形细胞 P63 阳性

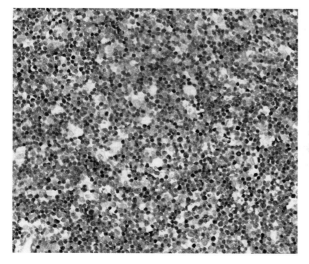

图 8-1-6
小淋巴细胞 TDT 弥漫性阳性，但卵圆形细胞阴性

病例 2
AB 型胸腺瘤

张杰

患者，男性，52 岁，于 1 个月前体检发现纵隔占位。患者无其他明显症状。

CT 报告：右前纵隔肿块，边界不清，内部密度不均，上腔静脉受压。

入院后行前纵隔肿瘤切除术。

术中所见：肿瘤包绕无名静脉，侵犯两侧胸膜，并压迫上腔静脉。

巨检特征：灰白、灰黄色肿块 11 cm×8 cm×6.5 cm，包膜尚完整，切面灰白、实性、质均。

镜检特征：大部区域肿瘤细胞排列为实性片状、车辐状，并可见菊形团和血管外皮瘤样结构（图 8-2-1~ 图 8-2-3），这些区域淋巴细胞稀疏，但在少数区域，显微镜下可见肿瘤组织有中等量的 TdT（+）T 细胞（图 8-2-4~ 图 8-2-6），而且在极少数区域可见有更多（无法计数）TdT（+）T 细胞（图 8-2-7、图 8-2-8）。

病理诊断：AB 型胸腺瘤。

鉴别诊断：本例主要与 A 型胸腺瘤进行鉴别，因本例肿瘤大多数区域组织学形态和细胞特征完全类似于 A 型胸腺瘤，但按照 2015 版 WHO 诊断的标准，在大于 10% 的肿瘤区域中存在中等量的 TdT（+）T 细胞或任意区域中出现不可计数的 TdT（+）T 细胞时，则应诊断为 AB 型胸腺瘤。故本例应诊断为 AB 型胸腺瘤。

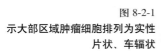
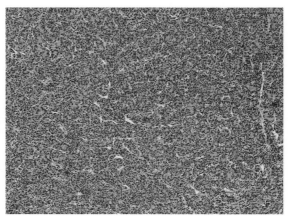

图 8-2-1
示大部区域肿瘤细胞排列为实性片状、车辐状

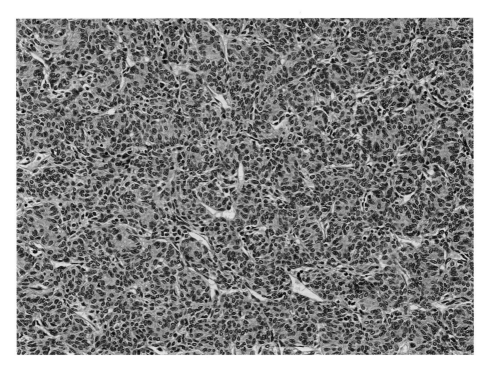

图 8-2-2 · 为图 8-2-1 的放大图。可见菊形团结构

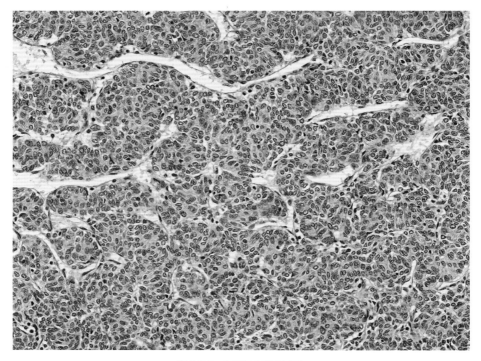

图 8-2-3 · 血管外皮瘤样结构

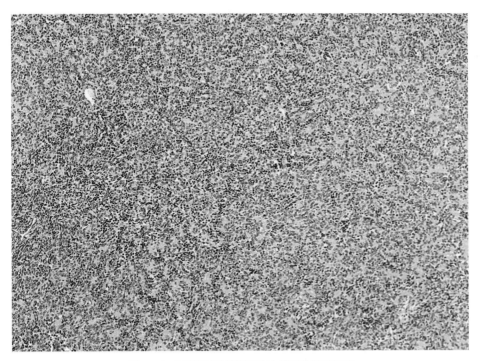

图 8-2-4 · 少数区域肿瘤组织有中等量的淋巴细胞

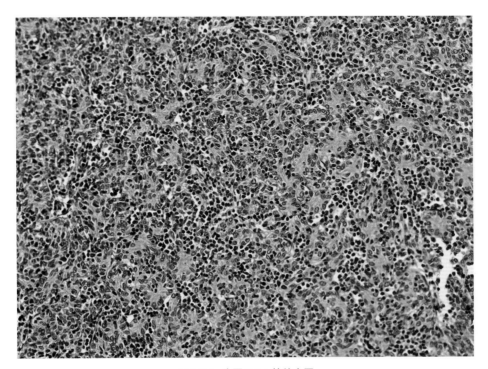

图 8-2-5 · 为图 8-2-4 的放大图

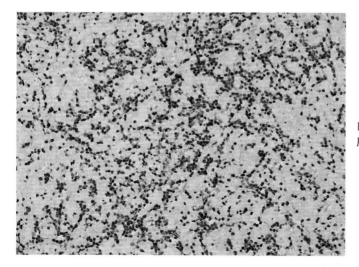

图 8-2-6
肿瘤组织有中等量的 TdT（+）T 细胞

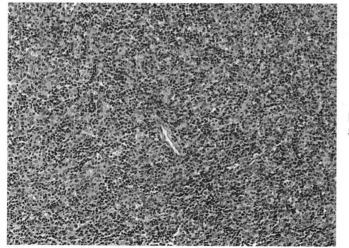

图 8-2-7
在局部区域可见有更多淋巴细胞

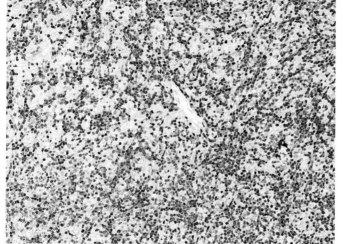

图 8-2-8
存在无法计数 TdT（+）T 细胞

点评　AB 型胸腺瘤常见有三种类型。其一是类似于 A 型胸腺瘤样的成分和类似于 B 型胸腺瘤样的成分，两者基本相当；其二是肿瘤主要由类似于 B 型胸腺瘤样的成分组成，因 A 型区域成分较少而常易将其忽略，误为 B 型胸腺瘤；其三就是本例这一类型。

病例 3

B3 型胸腺瘤

张杰

患者，男性，58 岁，于 2 个月前出现胸闷，平卧时明显，与活动无关。当地医院 CT 示：前纵隔占位伴双侧胸腔积液，心包少量积液。术中所见：肿瘤侵犯右肺上叶、左无名静脉，与左侧纵隔胸膜粘连。行胸腺瘤切除 + 右肺上叶楔切 + 无名静脉成形术。

巨检特征：灰白、灰黄色肿块 10 cm×7 cm×4.5 cm，包膜不完整（图 8-3-1），切面实性，质韧，肿瘤侵及周围肺组织（附楔切肺）。

镜检特征：部分区域肿瘤主要由椭圆形上皮细胞组成，但有些肿瘤细胞呈梭形并呈束状排列，肿瘤细胞间见一些淋巴细胞，低倍镜下组织构象与 AB 型胸腺瘤相近（图 8-3-2、图 8-3-3）。但在更多的区域，肿瘤主要由轻度异型、中等大小圆形或多角形上皮样细胞排列成巢状或片状（图 8-3-4、图 8-3-5），上皮细胞间见少量淋巴细胞混杂。可见明显的血管周围间隙（图 8-3-6），并可见到肿瘤细胞沿血管周围间隙外周排列成栅栏状（图 8-3-7）。

病理诊断：B3 型胸腺瘤。

鉴别诊断：本例因部分区域肿瘤组织构象与 AB 型胸腺瘤相近，故要与 AB 型胸腺瘤鉴别。B3 型胸腺瘤可见到一些淋巴细胞相对丰富区域，但绝大部分区域肿瘤细胞排列成片状，而且有明显的血管周围间隙，常可见到肿瘤细胞沿血管周围间隙外周排列成栅栏状的组织结构，这些是 B3 型胸腺瘤常见的组织构象。而 AB 型胸腺瘤（包括 A 型胸腺瘤）中血管周围间隙较少见，几乎见不到肿瘤细胞沿血管周围间隙外周排列成栅栏状的组织构象。

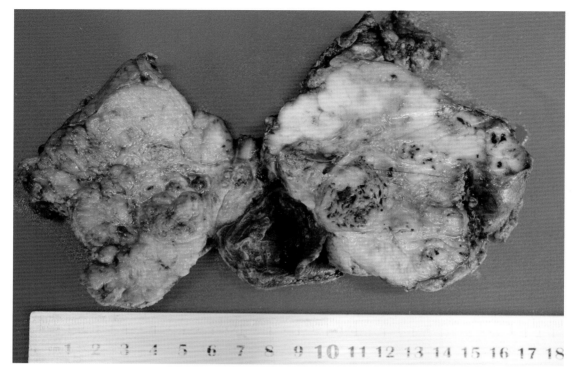

图 8-3-1 · 肿瘤包膜不完整、切面实性、
质韧，肿瘤侵及周围肺组织

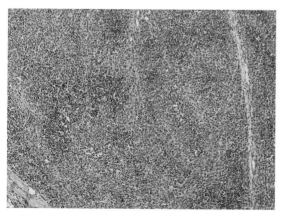

图 8-3-2 · 部分区域肿瘤细胞形成梭形细胞束排列，
上皮细胞间见淋巴细胞

图 8-3-3 · 低倍镜下部分区域肿瘤组织构象与
AB 型胸腺瘤相近

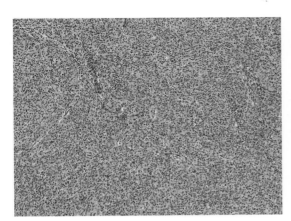

图 8-3-4 · 示更多的区域，肿瘤细胞呈中等大小圆形或
多角形上皮样细胞

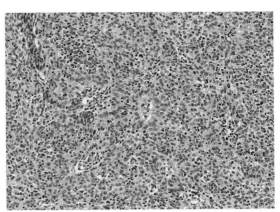

图 8-3-5 · 为图 8-3-4 的放大图

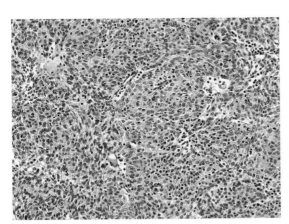

图 8-3-6 · 肿瘤组织内的血管周围间隙

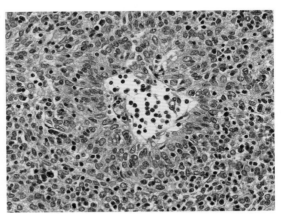

图 8-3-7 · 肿瘤细胞沿血管周围间隙外周排列成栅栏状

点评　有一些 B3 型胸腺瘤需要与 A 型或 AB 型胸腺瘤鉴别，鉴别要点之一是 B3 型胸腺瘤生物
学行为恶性度明显高于后两者，肿瘤通常包膜不完整，常侵犯周围脂肪组织或器官，而后
两者通常有比较完整的包膜。另一鉴别要点是血管周围间隙和栅栏状组织构象以前者常
见，而后两者很少能见到。

病例 4
不典型 A 型胸腺瘤

张杰

患者，女性，51 岁，因胸闷不适，来医院检查，影像学 CT 示前纵隔结节状软组织密度影。入院后行前纵隔肿瘤切除术。

巨检特征：肿瘤 5.1 cm×3.3 cm×3.1 cm，切面灰白、均质，见有包膜，但局部包膜不完整。

镜检特征：大部分区域肿瘤细胞排列成实性片状、席纹状（图 8-4-1、图 8-4-2），部分区域肿瘤组织呈假腺样排列和血管外皮瘤样结构（图 8-4-3、图 8-4-4）。肿瘤细胞呈梭形或卵圆形，大部分瘤细胞核呈空泡状，局部区域肿瘤细胞丰富，排列拥挤，可见细小核仁及核分裂象（≥ 4/10 个高倍视野）（图 8-4-5、图

8-4-6），并可见凝固性坏死灶（图 8-4-7）。

免疫组织化学示肿瘤细胞表达 CK、CK19 及 CD20（图 8-4-8），CD5 和 CD117 均阴性，肿瘤间质内未见到 TdT（＋）的淋巴细胞，可见少量散在分布 CD3 及 CD5 阳性的 T 淋巴细胞。

病理诊断：不典型 A 型胸腺瘤。

鉴别诊断：与普通 A 型胸腺瘤鉴别要点是核分裂象数（≥ 4/10 个高倍视野）和是否存在凝固性坏死灶。与 B3 型胸腺瘤鉴别的要点是 A 型胸腺瘤包括不典型 A 型胸腺瘤很少见到血管周围间隙，更见不到肿瘤细胞栅栏状排列的组织构象。

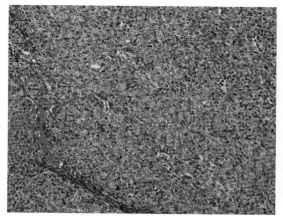

图 8-4-1 · 肿瘤细胞排列成实性片状、席纹状

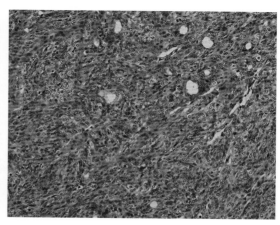

图 8-4-2 · 为图 8-4-1 的放大图

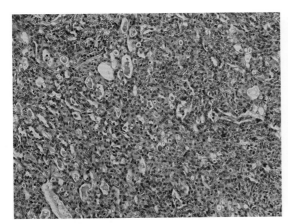

图 8-4-3 · 部分区域可见肿瘤组织呈假腺样排列

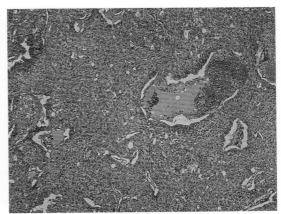

图 8-4-4 · 血管外皮瘤样结构区域

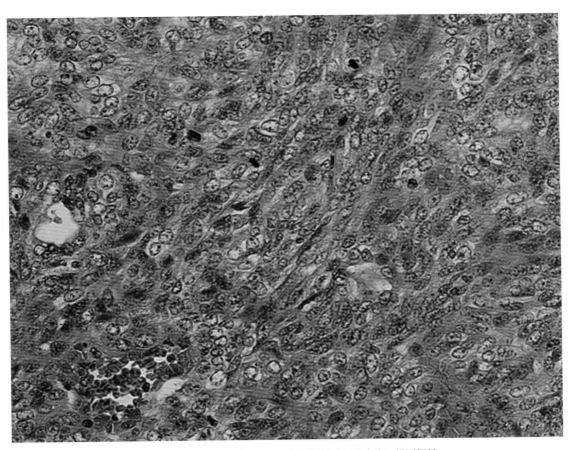

图 8-4-5 · 瘤细胞核呈空泡状，局部区域肿瘤细胞丰富，排列拥挤

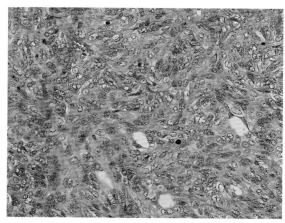

图 8-4-6

肿瘤细胞可见细小核仁及核分裂象

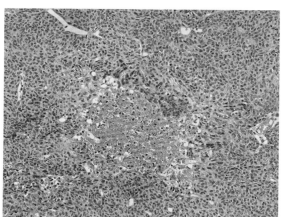

图 8-4-7

肿瘤部分区域可见凝固性坏死灶

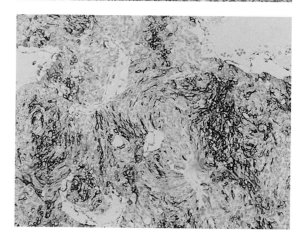

图 8-4-8

肿瘤细胞表达 CD20

点评 不典型 A 型胸腺瘤是 2014 年国际胸腺恶性肿瘤兴趣组织（the International Thymic Malignancy Interest Group，ITMIG）尝试提出来的一个新胸腺瘤类型，诊断标准就是在 A 型胸腺瘤组织构象基础上，肿瘤细胞核分裂象数增加（≥4/10 个高倍视野）并存在凝固性坏死灶。目前对此种类型肿瘤的生物学行为还有待进一步观察和研究。

病例 5
胸腺黏膜相关淋巴瘤

滕昊骅　张杰

患者，女性，38 岁，体检发现前上纵隔肿物 2 周入院，无重症肌无力症状。

影像学检查 CT 示前纵隔内片状及结节状软组织密度影。行前纵隔肿瘤切除术。

巨检特征：灰黄色脂肪样组织 10 cm×6 cm×2.5 cm，部分区域呈灰白结节状 3.5 cm×2 cm×3 cm，切面均质，质地中软，未见明显包膜。

镜检特征：胸腺组织内淋巴组织弥漫增生并见散在的反应性淋巴滤泡（图 8-5-1~图 8-5-3），胸腺组织结构破坏，部分区域可见囊性改变，部分区域弥漫增生的淋巴组织是以单核样 B 细胞增生为主，残存的胸腺上皮组织受压变形并可见淋巴上皮现象（图 8-5-4），免疫组织化学示弥漫增生的单核样淋巴细胞 CD20 阳性（图 8-5-6），CD5、CD15、CD30、CyclinD1 及 TdT 均阴性。部分增生的单核样淋巴细胞表达 BCL-2，残存的胸腺上皮 CK 阳性（图 8-5-5），CK19 阳性。B 细胞重链基因

重排检测示：HD、HB 呈单克隆性重排。

病理诊断：胸腺黏膜相关淋巴瘤。

鉴别诊断：本例需与胸腺增生、Castleman 病及其他类型淋巴瘤、胸腺瘤鉴别。胸腺增生中的反应性增生的淋巴组织周围常见连续的胸腺上皮包绕，并通常保存胸腺上皮网状结构，不见淋巴上皮现象，分子生物学提示为多克隆性增生，无 IgH 重排。Castleman 病为增生的淋巴结，增生淋巴组织中不见胸腺小体，组织学上分为透明血管型和浆细胞型，大部分病例可见典型的层状排列的淋巴细胞呈洋葱皮样淋巴滤泡，并见透明变性的小血管向滤泡中心生长，分子生物学同样提示为多克隆性增生。滤泡性淋巴瘤见较多异常的肿瘤性滤泡结构，边界不清，并常缺乏套区，滤泡内为中心样淋巴细胞，常缺乏星空样结构。纵隔霍奇金淋巴瘤常见其典型的 RS 细胞和干尸样细胞，且肿瘤细胞 CD15 和 CD30 特异性表达有助于鉴别诊断。

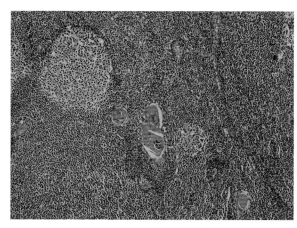

图 8-5-1
胸腺组织内淋巴组织弥漫性增生并见
散在的反应性淋巴滤泡

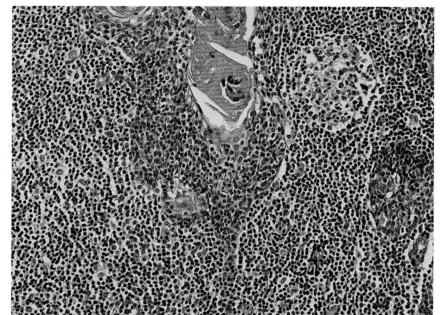

图 8-5-2
为图 8-5-1 的放大图

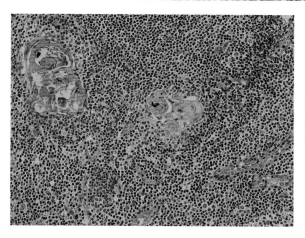

图 8-5-3
肿瘤性单核样 B 细胞增生为主，残存
的胸腺上皮组织受压变形

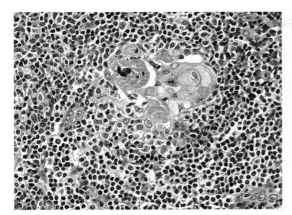

图 8-5-4 · 肿瘤性单核样 B 细胞成簇侵犯胸腺上皮
（淋巴上皮现象）

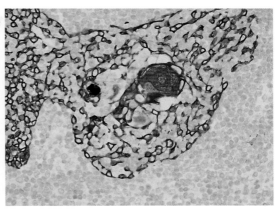

图 8-5-5 · 残存的胸腺上皮 CK 阳性，上皮内见肿瘤性
单核样 B 细胞（CK 阴性）侵犯

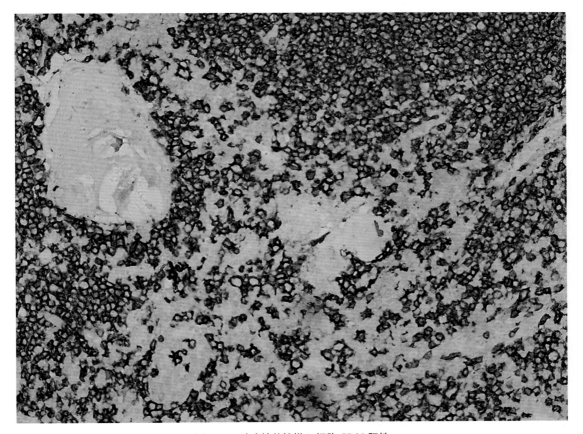

图 8-5-6 · 肿瘤性单核样 B 细胞 CD20 阳性

点评　胸腺黏膜相关淋巴瘤是一种少见的胸腺淋巴造血源性肿瘤，亚洲人相对多见，女性患者多于男性；多数病例肉眼检查可见囊性变；组织学改变以单核样 B 细胞增生为主，残存的胸腺上皮组织受压变形并可见淋巴上皮现象。通常 B 细胞重链基因重排检测阳性。

病例 6
微结节型胸腺癌

张杰

患者，女性，56 岁，7 年前体检，影像学 CT 发现前上纵隔结节，最大直径 0.6 cm。因结节逐年缓慢增大，行纵隔肿块切除术。

巨检特征：肿瘤 1.2 cm×0.7 cm×0.6 cm，切面灰白均匀，质地较软，有包膜。

镜检特征：在富于淋巴细胞的间质中见大小不等的上皮性结节（图 8-6-1），结节内肿瘤细胞由圆形或卵圆形细胞组成，瘤细胞核圆形并呈空泡状，核染色质较粗，部分细胞核仁明显（图 8-6-2、图 8-6-3），可找到核分裂象（图 8-6-4），在淋巴细胞的间质中可见具有生发中心的淋巴滤泡形成。

免疫组织化学显示，肿瘤细胞表达 CK（图 8-6-5）、CK19、P63 及 CK5/6，CD5 及 CD117 阴性，在肿瘤细胞间及结节内可见 TdT 阳性的淋巴细胞（图 8-6-6）。肿瘤间质内见大量 CD20 阳性的淋巴细胞（图 8-6-7）。

EBER 原位杂交检测：阴性。

病理诊断：胸腺微结节型胸腺癌。

鉴别诊断：本例需与微结节型胸腺瘤和胸腺淋巴瘤样上皮样癌鉴别。微结节型胸腺瘤细胞多数是由梭形肿瘤细胞组成（局部可有卵圆形肿瘤细胞），形态温和，一般不见有核仁及核分裂象。微结节型胸腺癌肿瘤细胞则有明显异型，核空泡状，染色质较粗，可见到核分裂象。值得注意的是，在低倍镜下见完全类似于微结节型胸腺瘤的组织构图，所以应注意在中高倍镜下观察肿瘤细胞的形态，以免误诊。淋巴瘤样上皮样癌肿瘤细胞通常弥漫性生长，有时肿瘤细胞与淋巴组织混杂，不易区别，而微结节型胸腺癌肿瘤细胞排列成为界线清楚、大小不等的上皮性结节；其次，微结节型胸腺癌的各类大小不等的结节内的肿瘤细胞间可见 TdT 或 CD1a 阳性的淋巴细胞。而淋巴瘤样上皮样癌没有这一特点。胸腺淋巴瘤样上皮样癌常可检测到 EB 病毒，而微结节型胸腺癌尚未见有 EB 病毒检测阳性的报道。

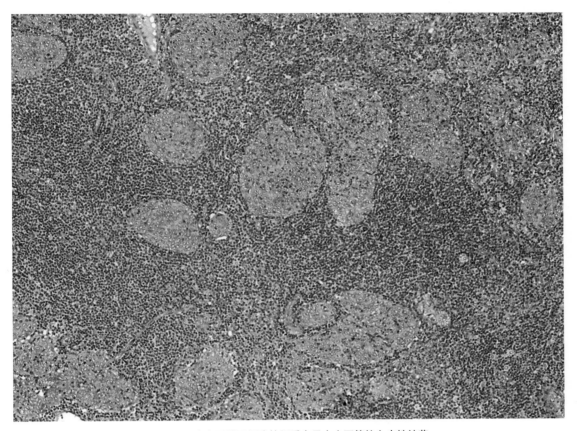

图 8-6-1 · 在富于淋巴细胞的间质中见大小不等的上皮性结节

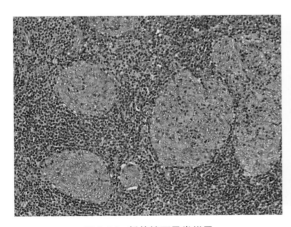

图 8-6-2 · 低倍镜下见类似于
微结节型胸腺瘤的组织构图

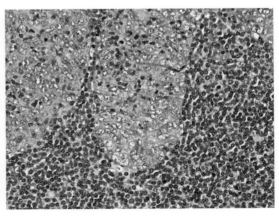

图 8-6-3 · 瘤细胞呈圆形或卵圆形，核圆形空泡状，
核染色质较粗，部分细胞核仁明显

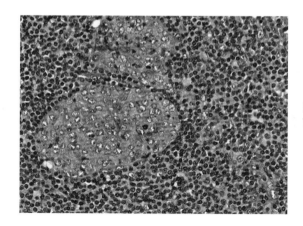

图 8-6-4
可找到核分裂象

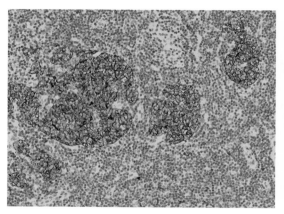

图 8-6-5 · 上皮性结节中的肿瘤细胞表达 CK

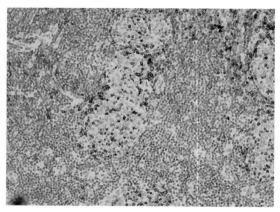

图 8-6-6 · 在结节内肿瘤细胞间
可见 TdT 阳性的淋巴细胞

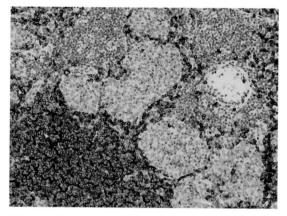

图 8-6-7 · 肿瘤间质内见大量 CD20 阳性的淋巴细胞，但结节内肿瘤细胞间不见 CD20 阳性的淋巴细胞

点评 微结节型胸腺癌十分罕见，Moran 等 2012 年报道 5 例有预后资料的病例，其中一例在诊断后 21 个月因此病死亡。目前认为该肿瘤生物学行为属低度恶性。该肿瘤在冰冻切片时易被诊断为微结节型胸腺瘤。鉴别诊断主要与胸腺淋巴瘤样上皮样癌区别，因后者预后明显差于本病。

病例 7
胸腺瘤 B3 型 / 胸腺鳞癌交界性上皮性肿瘤

邵晋晨　张杰

患者，女性，58 岁，3 年前因体检胸部 CT 发现纵隔占位，而后行纵隔肿瘤切除手术；术后病理诊断（前纵隔）胸腺瘤 B3 型。患者术后 3 年因 CT 复查发现右肺下叶结节再次入院。胸部 CT 报告：右肺下叶胸膜下结节，边界清楚。再次行右下叶膈肌肿块切除术。

巨检特征：右下叶膈肌肿块 4 cm×2.5 cm×1.5 cm，灰白色，切面实性，质硬。

镜检特征：肿瘤细胞排列成巢团状或片状，细胞巢间见纤维分隔（图 8-7-1、图 8-7-2）。肿瘤细胞中等大小，圆形或多角形，细胞核空泡状，核仁明显（图 8-7-3），核分裂象可见，肿瘤细胞间未见细胞间桥和角化珠。肿瘤组织中可见血管周围间隙，并在部分血管周围间隙周围可见肿瘤细胞呈栅栏状排列（图 8-7-4、图 8-7-5）。部分区域肿瘤细胞间见极少量淋巴细胞混杂（TDT-，CD3+）。

免疫组化：肿瘤细胞表达 CK、CK19、P63，同时表达 CD5（图 8-7-6）和 CD117。

病理诊断：胸腺瘤 B3 型 / 胸腺鳞癌交界性上皮性肿瘤。

诊断依据：本例肿瘤组织形态学上介于 B3 型胸腺瘤与胸腺鳞状细胞癌之间，既有 B3 型胸腺瘤的肿瘤细胞围绕血管周围间隙和沿间隔呈栅栏状排列的特点，又有胸腺鳞状细胞癌的一些特征，如肿瘤细胞核空泡状、核分裂象增多，特别是肿瘤细胞表达 CD5 和 CD117，且肿瘤间质中的淋巴细胞 TDT 表达阴性等，对于这类肿瘤，"ITMIG 关于 WHO 胸腺瘤和胸腺癌组织学分类应用共识"中有着细致的指导性意见，如果肿瘤组织学上呈现 B3 型胸腺瘤样改变，但无明确的核异型性及细胞间桥，而免疫组化 CD5 和 CD117 阳性，且肿瘤内的淋巴细胞 TDT 阴性时，建议诊断为 B3 型 / 胸腺鳞癌交界性上皮性肿瘤。

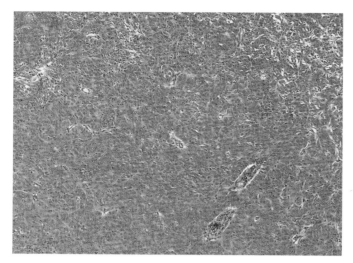

图 8-7-1
肿瘤细胞排列成片状或巢团状

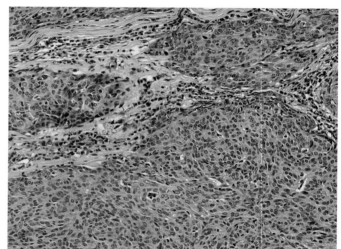

图 8-7-2
细胞巢间见纤维分隔

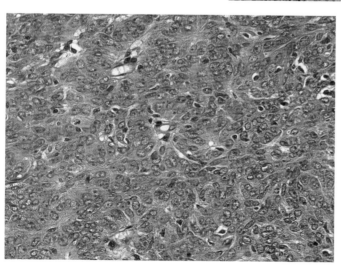

图 8-7-3
肿瘤细胞呈多角形，中等大小，
部分核呈空泡状，可见小核仁

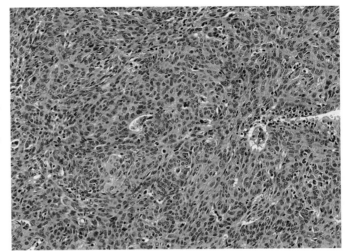

图 8-7-4
肿瘤组织中可见血管周围间隙，
并在部分血管周围间隙周围可见
肿瘤细胞呈栅栏状排列

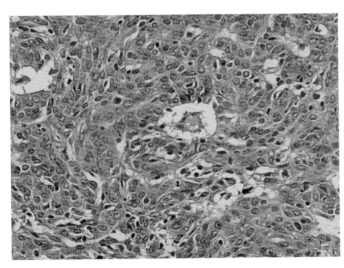

图 8-7-5
血管周围间隙周围可见肿瘤细
胞呈栅栏状排列

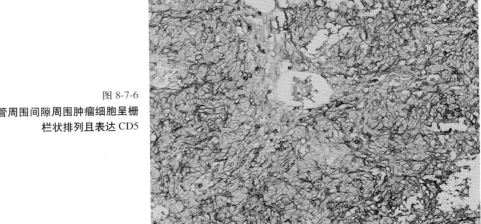

图 8-7-6
血管周围间隙周围肿瘤细胞呈栅
栏状排列且表达 CD5

病例 8
化生型胸腺瘤合并肉瘤样癌

高杰　张杰

患者，男性，77岁，因右胸背部隐痛不适，伴咳嗽、咳痰就诊。CT示左前上纵隔见一圆形肿块阴影，密度不均，肿块边缘欠光整，与相邻纵隔、胸壁结构分界不清。

巨检特征：切除不规则肿物一个，15 cm×11 cm×7 cm，被膜部分光滑，切面部分呈灰白色鱼肉状，部分呈灰黄色，质软。

镜检特征：肿瘤由两部分组成（图8-8-1），较小部分的肿瘤由束状梭形细胞和成团状排列的上皮岛混合组成，双相性结构相互吻合并过渡，两种成分的细胞形态温和，无明显异型，未见核分裂象（图8-8-2、图8-8-3）。免疫组化染色显示：上皮岛细胞CK阳性而梭形细胞阴性，EMA则在两种细胞均有阳性表达（图8-8-4、图8-8-5）。肿瘤的较大部分为梭形细胞肉瘤样成分，肿瘤侵及胸腺周围脂肪及组织，肿瘤细胞以梭形细胞为主，呈不规则弥漫状排列，瘤细胞异型性明显，细胞染色质较粗，可见小核仁，核分裂象易见（图8-8-6），并见片状凝固性坏死，部分区域可见较多多核瘤巨细胞（图8-8-7），肿瘤内未见明确鳞状细胞癌分化及其他异质性肉瘤成分存在。这部分肿瘤免疫组化染色显示肿瘤细胞

Vim阳性（图8-8-8），部分肿瘤细胞CK阳性（图8-8-9），CD5、CD117、CgA、Syn、Desmin、MyoD1、Myoglobin和Actin均为阴性。其内散在的淋巴细胞未见CD1a及TDT阳性表达。

病理诊断：胸腺化生型胸腺瘤合并肉瘤样癌。

诊断依据：本例肿瘤组织形态学上有两种肿瘤成分，其一是典型的化生性胸腺瘤成分，其由束状梭形细胞和成团状排列的上皮岛混合组成，两种组织结构形态相互吻合并过渡，特别是两种成分的肿瘤细胞均表达EMA（上皮岛细胞表达CK，但梭形细胞不表达）是诊断胸腺化生型胸腺瘤的重要依据。肿瘤的另一成分是肉瘤样癌，除了组织结构和细胞异型外，肿瘤细胞Vim阳性，部分肿瘤细胞CK阳性是诊断依据。

鉴别诊断：当胸腺肉瘤样癌有横纹肌肉瘤分化时需要与纵隔原发的横纹肌肉瘤进行鉴别，后者多见于年轻人，免疫组化染色通常不表达CK等上皮性标志。对于胸腺肉瘤样癌中出现横纹肌肉瘤的异源性分化，有学者认为可能源于正常胸腺组织内上皮细胞与

肌样细胞共同存在并相互转化、分化有一定关系。此外，本例还应与肉瘤样间皮瘤鉴别，肉瘤样间皮瘤除了可表达 CK 外，还可表达 Caleratin、D2-40 等间皮细胞通常表达的标志有助鉴别。文献报道在复发的化生性胸腺瘤中，梭形细胞可出现核异型性和核分裂象。本例化生性胸腺瘤成分与肉瘤样癌成分同时存在，提示肉瘤样癌成分可能为化生

性胸腺瘤的恶性转化而来。

胸腺肉瘤样癌为一种恶性程度较高的肿瘤，预后较差，有学者复习了 9 例有随访的胸腺肉瘤样癌病例，其中 6 例于手术切除后 2 年内死于本病。本文中患者行胸腺肿瘤切除术后未经任何治疗，于术后 2 个月出现双肺多发转移灶，并于术后 5 个月因全身多处转移而死亡。

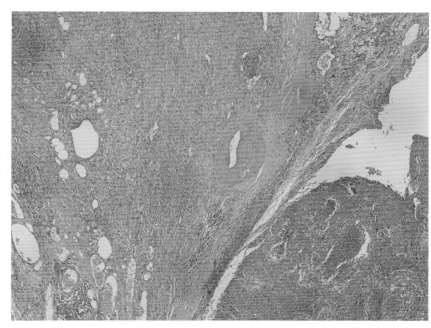

图 8-8-1
化生型胸腺瘤合并肉瘤样癌
（左上部为肉瘤样癌，右下部为化生型胸腺瘤）

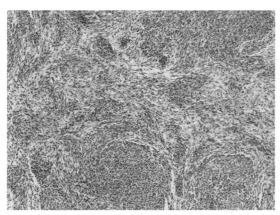

图 8-8-2 · 化生型胸腺瘤区域。示肿瘤由束状梭形细胞和成团状排列的上皮岛混合组成

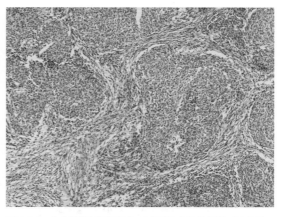

图 8-8-3 · 化生型胸腺瘤区域。示两种成分的细胞形态温和，无明显异型、未见核分裂象，且两种结构形态相互过渡

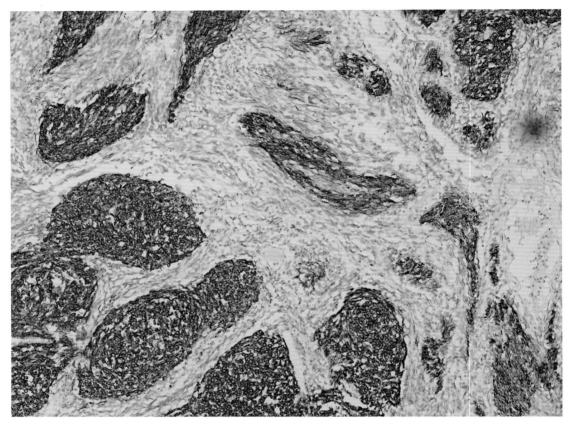

图 8-8-4·化生型胸腺瘤区域。
示上皮岛细胞 CK 阳性而梭形细胞阴性

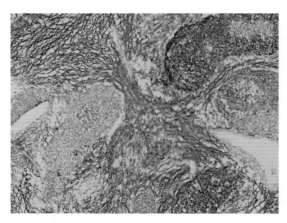

图 8-8-5·化生型胸腺瘤区域。
示 EMA 在两种细胞均阳性表达

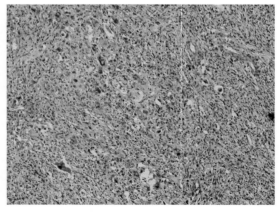

图 8-8-6·肉瘤样癌区域。肿瘤由梭形细胞构成，交错排列，细胞异型性显著，核分裂象易见

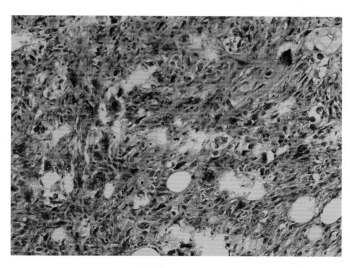

图 8-8-7
肉瘤样癌区域。肿瘤细胞内见多核瘤巨细胞

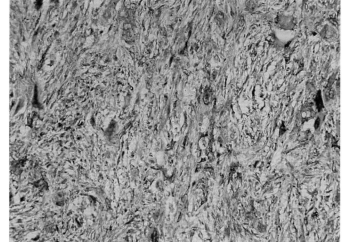

图 8-8-8
肉瘤样癌成分弥漫表达 Vimentin

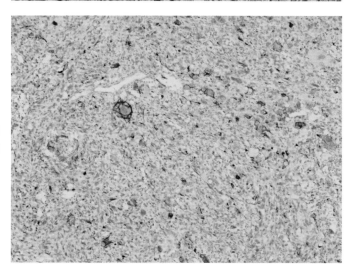

图 8-8-9
肉瘤样癌区域。部分肿瘤细胞 CK 阳性

病例 9

胸腺梭形细胞类癌

余科科　张杰

患者，男性，45 岁，体检发现前纵隔肿块 1 周入院。患者无明显胸背疼痛、声音嘶哑、咯血、脓痰、四肢无力等伴随症状。胸部 CT 示：前纵隔肿块。行纵隔肿块手术切除术。

巨检特征：前纵隔肿块 9.5 cm×5.5 cm×5.5 cm，切面实性、灰黄、灰白色，质硬，肿瘤包膜不完整，肿瘤侵及周围脂肪组织（图 8-9-1）。

镜检特征：肿瘤细胞主要由排列成束状、漩涡状的梭形细胞组成（图 8-9-2），细胞密集。瘤细胞大小比较一致（图 8-9-3），细胞核小，核深染，染色质细颗粒状，可见到核分裂象，但 <2 个 /2 mm^2，瘤细胞胞质呈嗜酸性颗粒状。肿瘤组织中血管丰富

（图 8-9-4）。

免疫组织化学显示：CK（图 8-9-5）、ChgA、Syn（图 8-9-6、图 8-9-7）、CD56 及 NSE 阳性表达，CD5、CD117、CD3、CD20、S100、EMA、GFAP、Vim 及 Des 阴性表达。肿瘤间质内未见 TDT（+）的淋巴细胞。

病理诊断：胸腺梭形细胞类癌。

鉴别诊断：梭形细胞类癌是少见的胸腺类癌亚型。首先要与以梭形细胞形态为主的胸腺肿瘤如 A 型胸腺瘤（包括不典型 A 型）、梭形 B3 型胸腺瘤等鉴别，神经内分泌分化如 Syn、ChgA、CD56 表达有助与后两者区别。还要与其他间叶性肿瘤，如平滑肌肿瘤等鉴别，依靠上皮标志物（CK、P63 等）和神经内分泌标志物有助区别。

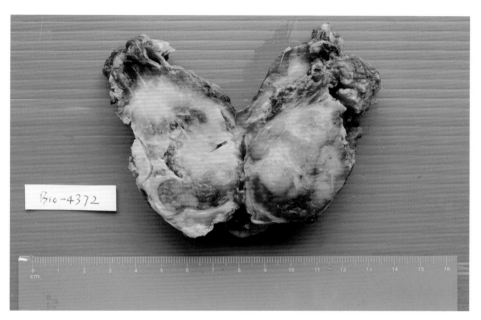

图 8-9-1 · 肿瘤包膜不完整，肿瘤侵及周围脂肪组织

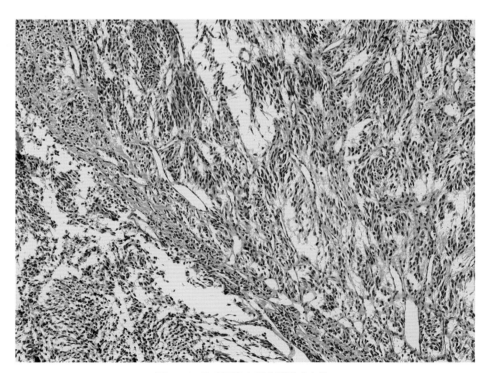

图 8-9-2 · 肿瘤细胞主要由排列成束状、
漩涡状的梭形细胞组成

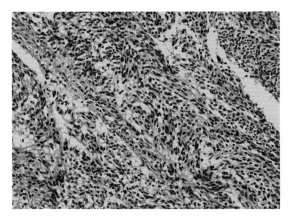

图 8-9-3 · 肿瘤细胞大小一致，胞核相对较小，
核质比大，核深染

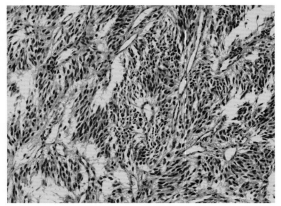

图 8-9-4 · 肿瘤组织中
血管丰富

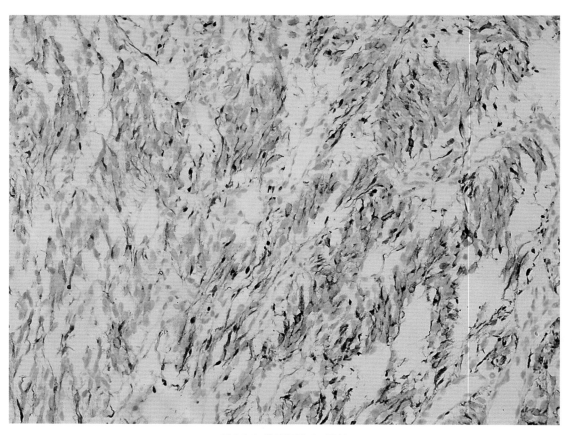

图 8-9-5 · 肿瘤细胞 CK 阳性

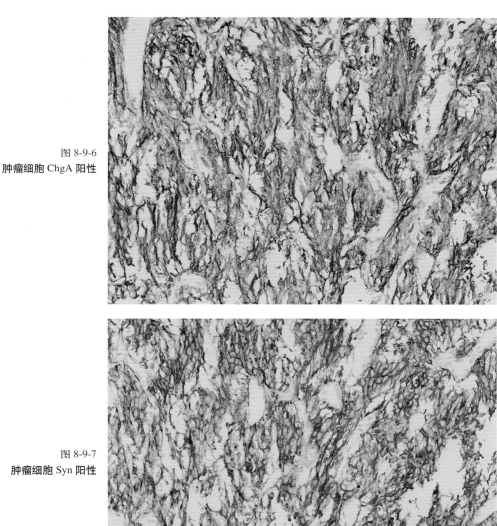

图 8-9-6
肿瘤细胞 ChgA 阳性

图 8-9-7
肿瘤细胞 Syn 阳性

点评 胸腺梭形细胞类癌比较少见，易被误诊为其他胸腺来源的肿瘤或间叶性肿瘤，因胸腺源性类癌与其他器官的类癌相比，其预后相对较差，故要注意，不要漏诊或误诊。

参考文献

[1] Rosai J, Sobin LH. World Health Organization Histological Classification of Tumors. Histological Typing of Tumors of the Thymus[M]. 2nd ed. Springer-Verlag: Berlin-Heidelberg, 1999.

[2] Travis WD, Brambilla E, Muller-Hermelink HK, et al, World Health Organization Classification of Tumours. Pathology and Genetics of Tumours of the Lung, Pleura, Thymus and Heart[M]. 3nd ed. Lyon: IARC, 2004.

[3] Travis WD, Brambilla E, Burke AP, et al, World Health Organization Classification of Tumours of Tumours of the Lung, Pleura, Thymus and Heart[M]. 4th ed. Lyon: IARC, 2015.

[4] Chen G, Marx A, Chen WH, et al. New WHO Histologic Classification predicts prognosis of thymic epithelial tumors: a clinicopathologic study of 200 thymoma cases from China[J]. Cancer, 2002, 95:420–429.

[5] Alexander M, Muller-Hermelink HK. Thymoma and thymic carcinoma[J]. Am J Surg Pathol, 1999, 23:739–742.

[6] Suster S, Moran CA. Histologic Classification of Thymoma: The World Health Organization and Beyond[J]. Hematology Oncology Clinics of North American, 2008, 22(3) :527–542.

[7] Fetsch JF, Laskin WB, Michal M, et al. Ectopic hamartomatous thymoma- a clinicopathologic and immunohistochemical analysis of 21 cases with data supporting reclassification as a branchial anlage mixed tumor[J]. Am J Surg Pathol, 2004, 28:1360–1370.

[8] 张杰，朱蕾 . 国际胸腺瘤兴趣组织关于 WHO 胸腺瘤和胸腺癌组织学分类应用共识的解读 [J]. 中华病理学杂志，2015，44(3): 153–157.

[9] Zhu L, Zhang J, Marx A, et al. Clinicopathological analysis of 241 thymic epithelial tumors—experience in the Shanghai Chest Hospital from 1997–2004[J]. J Thorac Dis, 2016,8(4): 718–726

附 录

"国际胸腺恶性肿瘤兴趣组织关于 WHO 胸腺瘤和胸腺癌组织学分类应用共识"的解读

张杰　朱蕾

一、共识产生背景

1980 年以前胸腺瘤组织学分类主要采用 Bernatz 分类，这一分类系统主要是依据肿瘤细胞形态特征进行描述性分类。将胸腺瘤分为：梭形细胞为主型、淋巴细胞为主型、上皮细胞为主型和淋巴上皮混合型。这一分类的优点是病理医师掌握相对容易，缺点是该分类与预后相关性不确定。20 世纪 80 年代中期，德国病理学家 Muller-Hermelink 依据胸腺瘤与胸腺皮质和髓质相似程度（即皮质区和髓质区的组织形态相似性和免疫组织化学表达相似程度），提出组织起源性和功能性分类（Muller-Hermelink 分类），1999 年世界卫生组织（WHO）采纳了该分类并做适当修订，将每种胸腺上皮性肿瘤分别定义为有独特组织学形态的类型，分别为 A、AB、B1、B2、B3 型胸腺瘤（包括一些罕见胸腺瘤）和胸腺癌，而后在全世界推广。2002 年 Muller-Hermelink 等分析了由上海市胸科医院陈岗教授提供的备有完整临床预后资料的 200 例各类型胸腺上皮性肿瘤[1]，进一步证实该分类有较强的临床预后价值，使该分类得以在 2004 版 WHO 胸腺肿瘤分类继续应用[2]，目前已经得到世界各国众多病理学者的认可。但随着近 20 年来世界范围的广泛应用，这一分类系统也受到了不同程度的批评和质疑，主要是一些研究机构和学者（如美国威斯康星州大学 Suster 教授和 M. D. 安德森癌症研究中心 Moran 教授）认为 WHO 分类缺乏明确的区分标准，造成不同医师和研究间结论的不一致。尽管 WHO 分类在临床病理学与临床生物学行为相关性对照研究中具有一定的价值，但 WHO 分类在应用中诊断不一致性和重复性较差，使其原本的优势难以发挥。为此，国际胸腺恶性肿瘤兴趣组织（the International Thymic Malignancy Interest Group，ITMIG）于 2011 年 3 月在纽约召开了胸腺瘤多学科高峰研讨会，共邀请了 25 位来自世界各国的胸腺肿瘤病理学家参会。经认真讨论后，与会者一致同意目前的 WHO 胸腺肿瘤分类应继续被保留，但须对组织学标准进行细化，以便解决观察者之间重复性差等问题。2011 年 11 月 ITMIG 又在德国曼海姆召开了第二次研讨会，有 18 位病理学家参加。会议主要通过集体阅片的方式，进一步分析了典型的和难以分类的各类胸腺上皮性肿瘤，经讨论后，提出各类型胸腺瘤和胸腺癌的精确的定义和组织学诊断细化标准及报告格式，希望能解决一些复杂性胸腺肿瘤的诊断者间可重复性差等问题，并为新版（2015 版）WHO 胸腺肿瘤分类做了理论性和技术性准备工作。而后由德国海得堡大学病理学教授、WHO 首席胸腺瘤病理学家 Alexander Marx 教授执笔将两次会议的内容加以总结，并以会议共识形式于 2014 年 5 月发表在 *Journal of Thoracic Oncology*[3]。作者 2010 年 6 月曾赴德国海得堡大学同 Alexander Marx 教授做过胸腺瘤的专项学术交流，并受邀参加了 2011 年 3 月的纽约胸腺瘤多学科高峰研讨会，相对了解该文的内容和背景，故着重对"ITMIG 关于 WHO 胸腺瘤和胸腺癌组织学分类应用共识"的主要内容做出解读，以方便国内病理同仁的掌握和理解以及在实际工作中应用。

二、2004 版 WHO 胸腺肿瘤分类主要存在的问题

2004 版的 WHO 分类将胸腺上皮性肿瘤分为 A、AB、B1、B2、B3（及其他少见类型）型胸腺瘤和胸腺癌。由于一些胸腺瘤亚型之间形态学的延续以及胸腺瘤和胸腺癌在形态学上存在重叠，导致某些病例在诊断者间重复性较差。专家们认为解决以下方面的问题，可能对改善诊断重复性有帮助：①具有介于典型类型之间特征的胸腺瘤（交界病例 borderland cases）；②具有不典型性、细胞分裂活跃以及有坏死的胸腺上皮性肿瘤；③具有多种组织学（一种以上）形态的胸腺上皮性肿瘤。

专家会议首先一致同意将 WHO 分类中"描述形式"改用表格形式，用表格分别列出诊断某一类型胸腺瘤主要的（必不可少的）和次要的标准；其次还同意将一些类型胸腺瘤的典型组织形态和一些难以分类的交界性肿瘤用"图例库"（Supplemental Digital Content 1-5 http://links. lww. com/JTO/A576-A580）的形式展示出来。

三、关于 A 型胸腺瘤

1. A 型胸腺瘤的主要标准和次要标准：主要标准：①梭形和（或）卵圆形肿瘤细胞，缺乏核的不典型性；②在整个肿瘤中不成熟的末端脱氧核苷酸转移酶（TdT）阳性的 T 细胞很少或缺乏，此处"很少"意为无不成熟淋巴细胞丰富的区域（表现为密集的无法计数的 TdT 阳性的淋巴细胞）；或最多 10% 肿瘤区域有中等量的不成熟淋巴细胞。次要标准：①可见 rosettes 和（或）包膜下囊腔（需与血管周围间隙鉴别）；②局部腺样结构形成；③可见血管外皮瘤样区域；④血管周围间隙很少或缺乏，代之以大量毛细血管；⑤缺乏 Hassall 小体；⑥包膜完整或大部分有包膜；⑦上皮细胞表达 CD20；不表达皮质特异性标志物（Beta5t、PRSS16 和 cathepsin V）。

2. 不典型 A 型胸腺瘤：尽管在 2004 版的 WHO 分类中 A 型胸腺瘤被定为"良性"，然而 A 型胸腺瘤也会出现包括转移在内的进展期，这表明所有的胸腺瘤在不同程度上都是恶性的。在纽约胸腺瘤高峰会的读片会上，多位与会专家所带的疑难病例中多次涉及肿瘤细胞有异型的 A 型胸腺瘤，在读片会上各位专家诊断难以统一，为此国际著名病理学家 Rosai 在会上提出是否将 A 型胸腺瘤新分类为 A1、A2 和 A3 亚型（类似 B 系）。后经过多次讨论，多数专家同意尝试提出不典型 A 型胸腺瘤的概念并初步制定了不典型 A 型胸腺瘤的诊断标准，其具体如下：

（1）核分裂象增加（≥ 4/10 个高倍视野）。

（2）真性（凝固性）肿瘤坏死（近来有作者认为坏死可预测其侵袭性，但需与缺血性或活检导致的坏死鉴别）。

（3）其他标准（如细胞丰富、细胞核增大及核深染、Ki-67 阳性指数增高、不典型区域的范围等）难以定量或无法达成一致。

3. A 型胸腺瘤与 AB 型胸腺瘤鉴别：由于 WHO 关于 AB 型胸腺瘤的粗略定义为"包含淋巴细胞较少的 A 型胸腺瘤成分和淋巴细胞丰富

的 B 样成分的器官样胸腺上皮性肿瘤……"，故一些学者认为一些 AB 型胸腺瘤不易与 A 型胸腺瘤区别，也可能是 A 型胸腺瘤发生率差异大（5%~30%）的原因之一。为便于两者的区别，特提出了以 TdT 阳性细胞的计数为标准的区别方法，具体如下：TdT 阳性细胞的计数标准：1 级：没有或仅有少量 TdT 阳性 T 细胞（容易计数），诊断 A 型胸腺瘤（附图 1、2）。2 级：所给活检中具有中等量的 TdT 阳性 T 细胞（如果必须计数，可以数得清），且所占成分小于或等于全部所获组织的 10% 者，诊断 A 型胸腺瘤（附图 3、4）。3 级：所给活检中具有中等量的 TdT 阳性 T 细胞，但所占成分大于全部所获组织的 10%，或含有更多量（无法计数）TdT 阳性 T 细胞区域（不论该成分在全部所获组织中所占比例多少），均应诊为 AB 型胸腺瘤（附图 3~6）。

4. A 型胸腺瘤与梭形细胞 B3 型胸腺瘤鉴别：尽管一些参会学者否认存在梭形细胞 B3 型胸腺瘤，并认为所谓梭形细胞 B3 型胸腺瘤仅是一种细胞形态有异型的 A 型胸腺瘤或是不典型 A 型胸腺瘤，但本共识还是提出了 A 型胸腺瘤与梭形细胞 B3 型胸腺瘤鉴别要点，具体如下：①肿瘤组织中有显著的和大量的血管周围间隙强烈支持 B3 型胸腺瘤的诊断。②肿瘤细胞核形态大小一致，存在大量的毛细血管，见有 Rosette 形成、囊性区域以及肿瘤细胞表达 CD20 则支持 A 型胸腺瘤。如何鉴别不典型 A 型胸腺瘤和梭形细胞 B3 型胸腺瘤则更加困难，需要进一步的免疫组织化学研究。

四、关于 AB 型胸腺瘤

2004 版 WHO 分类将 AB 型定义为器官样胸腺上皮性肿瘤，是由淋巴细胞少的 A 型胸腺瘤成分和淋巴细胞更丰富的 B 型成分构成。这种不太精确的描述是由于 A 型胸腺瘤成分在 AB 型胸腺瘤变异很大。免疫组织化学显示 AB 型胸腺瘤既表达皮质型标志物，又表达髓质型标志物，且两者混合存在。此外两者淋巴细胞数量不等，因此共识提出了诊断 AB 型胸腺瘤主要标准和次要标

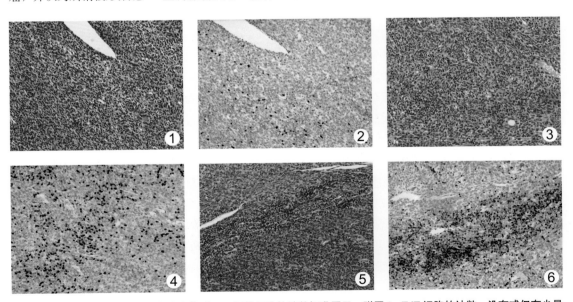

附图 1~6·A 型胸腺瘤与 AB 型胸腺瘤鉴别 TdT 阳性细胞的计数标准图示。附图 1：TdT 细胞的计数，没有或仅有少量 TdT 阳性 T 细胞（HE 中倍放大）；附图 2：附图 1 的 TdT 免疫组织化学染色（EnVision 法 中倍放大）；附图 3：TdT 阳性细胞的计数，所给活检中具有中等量的 TdT 阳性 T 细胞（如果必须计数，仍可以数得清）（HE 中倍放大）；附图 4：附图 3 的 TdT 免疫组织化学染色（EnVision 法 中倍放大）；附图 5：TdT 阳性细胞的计数，含有更多量（无法计数）TdT 阳性 T 细胞区域（HE 中倍放大）；附图 6：附图 5 的 TdT 免疫组织化学染色（EnVision 法 中倍放大）

附表1　A 型和 AB 型胸腺瘤的主要和次要组织学特征

组织学特征	A 型胸腺瘤	AB 型胸腺瘤
主要特征		
由于淋巴细胞数量不等，低倍镜下表现为双相型	无	常见 [d]
上皮细胞丰富	有	有
梭形或卵圆形上皮细胞 [a]	有	有
TdT 阳性的 T 细胞很少或缺乏	有	无
髓质岛 [b]	无	很少 [de]
次要特征		
小叶状生长	无	罕见
大叶状生长	常见	常见
血管周围间隙	罕见	罕见
上皮细胞 CD20 表达	常见	常见
皮质标志物的表达 [e]	无	有

注：a. 到目前为止，AB 胸腺瘤的不典型还未被提出；b. 髓质岛的检测通常通过 HE 染色很清楚，但有时 Hassall 小体丢失时需应用免疫组织化学证实；c. beta5t、PRSS16 和 cathepsin V（免疫组织化学表达在淋巴细胞丰富区域的上皮细胞）；d. 这些特征是 AB 型胸腺瘤的次要标准；e. 在淋巴细胞丰富的区域，通常缺乏 Hassall 小体。

准。为便于诊断医师鉴别，特将 AB 型胸腺瘤和 A 型胸腺瘤主要标准和次要标准共同列于附表1。

1. AB 型胸腺瘤与 B1 型胸腺瘤的鉴别诊断要点：在一些 AB 型胸腺瘤淋巴细胞丰富的区域可模拟 B1 型胸腺瘤，也可出现髓质岛，特别是 A 型胸腺瘤成分稀少时常易误诊为 B1 型胸腺瘤，但 Hassall 小体在 AB 型胸腺瘤几乎不存在，而50% B1 型胸腺瘤可出现。50% AB 型胸腺瘤上皮细胞可出现 CD20 阳性，而 B1 型胸腺瘤上皮细胞 CD20 阴性。必须提出的是，在少数情况下，AB 型胸腺瘤主要是呈现淋巴细胞丰富区，完全类似 B1 型胸腺瘤，仅在极少数区域见有淡染的梭形细胞的出现（所占比例低于10%），且表达 CD20，仍要诊断为 AB 型胸腺瘤。

2. AB 型胸腺瘤与微结节型胸腺瘤鉴别诊断要点：微结节型胸腺瘤局部有淋巴样间质（常可见于 A 型或 AB 型），但淋巴细胞丰富区无上皮细胞存在，而 AB 型胸腺瘤中 TdT 阳性的 T 细胞总是和 CK 阳性的上皮细胞混杂存在。

五、关于 B 型胸腺瘤
共识建议保留 B 型胸腺瘤 B1、B2、B3 型

3 个亚型。B 型胸腺瘤从 B1~B3 型明显代表了一个由淋巴细胞占优势到上皮细胞占优势的谱系。共识认为：① B1 型具有独特的胸腺样结构；② 独特的 B3 型胸腺瘤组织学；③ B2 型的侵袭性比 B1 型大。

1. B1 型胸腺瘤与 B2 型胸腺瘤区别：由于 B 型胸腺瘤从 B1~B3 型是未成熟淋巴细胞和肿瘤性上皮细胞相互交替的一个连续性谱系，故它们之间的交界导致了 WHO 分类中不同观察者之间产生差异。两者的鉴别要点见附表2。B1 型胸腺瘤模拟正常胸腺，表现为淋巴细胞丰富、上皮细胞稀少。B1 型胸腺瘤的必要条件：显著的髓质岛的存在，可有或无 Hassall 小体；大量 TdT 阴性的成熟 T 细胞；可有局灶性的 CD20 阳性的成熟 B 细胞。结蛋白阳性的肌样细胞和 AIRE 阳性的髓质上皮细胞并不常存在。血管周围间隙常常不明显。而 B2 型胸腺瘤低倍镜下即可见到上皮细胞较正常胸腺组织增多，可见有上皮细胞簇的出现（至少3个连续上皮细胞），但目前认为上皮细胞核的大小并不是一个有效的鉴别特点。免疫组织化学显示，B1 型胸腺瘤细胞角蛋白阳性的上皮细胞网类似

附表 2　B1 型与 B2 型胸腺瘤的主要和次要组织学特征

组织学特征	B1 型胸腺瘤	B2 型胸腺瘤
主要特征		
全部呈现胸腺样结构	总是存在	罕见
髓质岛（有/无 Hassall 小体）	总是存在	有时存在[c]
皮质区域上皮细胞的丰富程度[a]	无（类似正常胸腺）	有
A 型区域的缺乏（即使<10%）	有	有
次要特征		
小叶状生长	罕见	常见
大叶状生长	常见	罕见
血管周围间隙	通常存在，但常常不明显	通常存在
类似正常胸腺的 CK 阳性[b]网	有	比正常胸腺密集

注：a. 定义为至少 3 个连续上皮细胞；b. 免疫酶标证实；c. 这些特征是 B2 型的次要标准。

于正常胸腺组织，而 B2 型胸腺瘤的上皮细胞网要明显密集。

2. B2 型胸腺瘤与 B3 型胸腺瘤的区别：由于两种类型中的 T 细胞数量不同，故在 HE 切片上，B2 型常留给观察者"蓝色"的印象，而 B3 型肉眼呈现"红色"。目前认为 2004 版 WHO 分类中描述的鉴别诊断标准，如血管周围间隙数量和形态特征以及细胞核的大小等对两者的区分意义不大。由于两者常有交界，常无法用描述的手段归类，所以商定以图片方式展示两者形态差异（原图见 http://links.lww.com/JTO/A580）。

六、胸腺瘤与胸腺鳞癌的区别

依据典型的分化、异型程度及器官样结构的缺如，大部分胸腺癌和胸腺瘤的鉴别并不困难。但少数 B3 型胸腺瘤、间变性胸腺瘤与胸腺癌的鉴别仍存在困难。胸腺癌组织学诊断主要标准和次要标准包括：①主要标准（必不可少

的）：肿瘤性上皮细胞具有明确的不典型性和典型的癌的形态；排除胸腺瘤伴有不典型和（或）间变以及典型或不典型类癌；排除转移至胸腺的癌和具有上皮特征的生殖细胞肿瘤以及间叶源性肿瘤。②次要标准（典型的）：浸润性生长方式；小的肿瘤细胞巢在促结缔组织增生的间质中；免疫组织化学：上皮表达 CD5、CD117；广泛表达 GLUT1、MUC1（CD5、CD117、GLUT1 和 MUC1 可表达于其他多种非胸腺来源的癌中）。其他的胸腺癌可兼容的特征：推挤性边界的浸润；出现血管周围间隙；出现 Hassall 样的上皮样细胞旋涡和（或）肌样细胞；出现 TdT 阳性的未成熟 T 细胞（通常罕见）。尽管这些特征的大部分是器官样的，即是胸腺瘤特征性的，但如果胸腺癌的主要诊断标准具备，它们的存在不能除外胸腺癌的诊断。

关于 B3 型胸腺瘤与胸腺鳞癌的区别，共识提出如下具体建议。

1. 基于传统组织学重要性优先的原则，组织学上呈现典型的 B3 型胸腺瘤病例，即使上皮细胞部分表达 CD5、CD117、GLUT1 或 MUC1，仍诊断为 B3 型胸腺瘤。

2. 组织学上呈现典型 B3 型，但 TdT 阴性的胸腺瘤病例，如果 CD5/CD117 阴性，仍诊断为 B3 型胸腺瘤。

3. 组织学呈现 B3 型的肿瘤，如果 CD5 和（或）CD117 阳性且 TdT 阴性；这类肿瘤因为缺少胸腺鳞癌的两个基本特征（明确的核异型及细胞间桥）和 B3 型胸腺瘤的重要特点（TdT 阳性 T 细胞），所以这些肿瘤被实验性地暂时归入 B3 型/胸腺鳞癌交界性上皮性肿瘤。

4. 胸腺瘤伴有胸腺癌，对于这类肿瘤，不论胸腺瘤的大小和所占比例，均应归入胸腺癌（但应在报告中指出伴随胸腺瘤成分的比例和组织学类型）。

5. 伴有间变的胸腺瘤和胸腺癌的交界肿瘤：在

极少数的 B2 和 B3 型胸腺瘤中可见有肿瘤细胞间变现象，通常是局灶性的，但该肿瘤仍保持有胸腺瘤的器官样结构特征（如 TdT 阳性的 T 细胞、血管周围间隙、叶状生长方式和 CD5/CD117 阴性），这类肿瘤应称为 B2（或 B3 或其他）型胸腺瘤伴有间变。

6. 不典型 A 型胸腺瘤和（梭形）胸腺癌的交界肿瘤：A 型胸腺瘤中上皮细胞表达 CD20 是个有力的证据，但 CD20 的表达在不典型 A 型胸腺瘤中不常见。CD5、CD117、MUC1 和 GLUT1 在鉴别诊断中的意义有待探讨。与上述 B3 型胸腺瘤所遇到的问题类似，如在肿瘤组织形态符合典型的 A 型胸腺瘤，不应仅仅根据 CD117 和 CD5 阳性就诊断为胸腺癌。

七、综合性问题

1. 废除混合型胸腺瘤术语，同时制定了新的报告格式。共识提出废弃"混合型"胸腺瘤术语，并建议对存有多种类型的胸腺肿瘤，参照 Gleason 评分类似的方法，列出所有组织学类型；将所占比例最多的类型列为主要诊断名称，其次要成分列于其后（但其次要成分至少要大于全部肿瘤的 10%；如所占成分居于 0~10% 的胸腺瘤成分应予忽略，须注意的是，后一点不适用于 AB 型胸腺瘤）。

2. 因 2004 版 WHO 分类对 A 型和 AB 型胸腺瘤所做描述不够精确以及将它们定义为良性而招人诟病，目前认为 A 型和 AB 型胸腺瘤是具有低度恶性潜能的肿瘤。

3. 2004 版 WHO 分类声称胸腺癌缺少 TdT 阳性 T 细胞，而且已作为鉴别胸腺瘤与胸腺癌的标准之一。此后有报道指出重症肌无力与一种包含 TdT 阳性 T 细胞的罕见肉瘤相关，而且目前已知产生重症肌无力的病理基础是因胸腺肿瘤内有胸腺生成所致。这就说明肿瘤内胸腺生成并不一定仅限于胸腺瘤。所以，少数情况下在典型的胸腺癌中出现 TdT 阳性 T 细胞，也

不足以将肿瘤重新判定为胸腺瘤。

八、对此次共识的理解以及在实际工作应用中的一些体会

该共识保留了 2004 版 WHO 分类的框架，提出所有胸腺瘤均具有恶性潜能。同时对一些类型胸腺瘤定义进行了修改，并引入了新的诊断标准，以期提高观察者之间的可重复性，并为即将出版的新的 WHO 胸腺瘤分类奠定了基础。我们认为尽管一些诊断标准和诊断阈值的设定带有一定的武断性，如 TdT 阳性细胞的计数标准及 10% 阈值等，并需要有足够量的具有临床病理相关资料的样本进一步证实，但正如共识作者所言，这些标准的应用使参加曼海姆会议的专家对疑难肿瘤的诊断一致率有了明显提升。我们认为共识中亮点之一是将一些主要类型胸腺瘤诊断主要标准和次要的标准用表格的形式表达，这将使初学者和对胸腺瘤缺乏诊断经验者更易掌握各类型胸腺瘤的诊断要点。共识另一个亮点是废弃"混合型"胸腺瘤术语，并提出对存有多种类型的胸腺肿瘤，按所占比例最多的类型列为主要诊断名称，将大于全部肿瘤 10% 的次要成分列为其后。这对 B 型胸腺瘤诊断有很大帮助。B 型胸腺瘤从 B1~B3 型明显代表了一个由淋巴细胞占优势到上皮细胞占优势的谱系，实际工作中常见到两种肿瘤相混及过渡区域，采用优势组织类型为主的诊断名称（如 B1 型胸腺瘤伴有 B2 型胸腺瘤成分）无疑将提高这类肿瘤的诊断一致性。共识中的一个重要焦点问题是关于 A 型和 AB 型胸腺瘤鉴别新标准的提出，这将使 A 型胸腺瘤成为罕见类型。因为根据笔者的经验，在一些呈现有经典 A 型组织学表现的胸腺瘤的间质中常可找到"中等量的 TdT 阳性 T 细胞"区域，如多切片也可以找到（无法计数）TdT 阳性 T 细胞区域。笔者曾对 2013 年上海市胸科医院病理科已诊断过的 12 例 A 型胸腺瘤按

新标准做回顾性阅片，结果是仅其中的 5 例符合 A 型胸腺瘤新标准，其他 7 例应归为 AB 型胸腺瘤。此次共识还有一个焦点是首次阐明胸腺瘤及胸腺癌之间存在交界带，并初步厘清了胸腺瘤和胸腺癌的交界问题及诊断标准。我们认为不典型 A 型胸腺瘤概念的实际意义有待证实，因为 A 型胸腺瘤新标准的应用已使 A 型胸腺瘤成为罕见肿瘤，如再加上肿瘤要同时具备核分裂象 ≥ 4/10 个高倍视野和存在（凝固性）肿瘤性坏死条件后，这类肿瘤将更加罕见。其实共识作者也提出不典型 A 型胸腺瘤仅是 A 型胸腺瘤家族中的一小部分具侵袭性的肿瘤，为了能明确预知其组织学和侵袭性的关系，需收集大量无偏倚的、随机选取的、临床资料完好的 A 型胸腺瘤样本进一步研究，但由于其发生极为罕见，故更需要各国有兴趣于此的病理同仁共同协作研究。

参 考 文 献

[1] Chen G，Marx A，Chen WH，et al. New WHO histologic classification predicts prognosis of thymic epithelial tumors: a clinicopathologic study of 200 thymoma cases from China [J]. Cancer，2002，95(2): 420-429.

[2] Travis WD，Brambilla E，Muller-Hermelink HK，et al. WHO classification of tumours. Pathology and genetics of tumours of the lung, pleura，thymus and heart[M]. Lyon: IARC Press，2004.

[3] Marx A，Ströbel P，Badve SS，et al. ITMIG consensus statement on the use of the WHO histological classification of thymoma and thymic carcinoma: refined definitions，histological criteria，and reporting[J]. J Thorac Oncol，2014，9(5): 596-611.